# 药物相关性颌骨坏死
# 临床诊断与治疗

MEDICATION-RELATED OSTEONECROSIS
OF THE JAW
CLINICAL DIAGNOSIS AND TREATMENT

主 编
何 悦

副主编
刘 冰 侯劲松 刘忠龙 郭玉兴

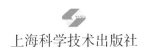
上海科学技术出版社

**图书在版编目（CIP）数据**

药物相关性颌骨坏死 ：临床诊断与治疗 / 何悦主编.
上海 ：上海科学技术出版社，2025. 1. -- ISBN 978-7
-5478-6799-0

Ⅰ. R782

中国国家版本馆CIP数据核字第2024CN9607号

**药物相关性颌骨坏死：临床诊断与治疗**

主 编 何 悦

副主编 刘 冰 侯劲松 刘忠龙 郭玉兴

上海世纪出版（集团）有限公司 出版、发行
上 海 科 学 技 术 出 版 社

（上海市闵行区号景路159弄A座9F-10F）
邮政编码201101 www.sstp.cn
上海雅昌艺术印刷有限公司印刷
开本 889×1194 1/16 印张 8.5
字数 200千字
2025年1月第1版 2025年1月第1次印刷
ISBN 978-7-5478-6799-0 / R·3089
定价：148.00元

# 内容提要

药物相关性颌骨坏死（medication-related osteonecrosis of the jaw, MRONJ）是指因骨质疏松症、恶性肿瘤骨转移等疾病使用双膦酸盐类药物、抗血管生成类药物或类固醇类药物所致的颌骨代谢紊乱及骨坏死类疾病，是口腔颌面外科、肿瘤科、影像科、内分泌科、风湿免疫科、骨科等共同面临的临床难题。

本书旨在系统阐述药物相关性颌骨坏死的临床、影像、病因及病理，着重强调该疾病的临床诊断和分类、分期，将药物相关性颌骨坏死的规范化诊疗提到一个新的高度。全书大致分为 3 部分内容，共 10 章：第 1 部分主要介绍药物相关性颌骨坏死的定义、流行病学、病因等研究进展；第 2 部分主要从临床表现、诊断、分类 / 分期等方面着手，重点阐述药物相关性颌骨坏死的诊断标准及分级体系；第 3 部分为药物相关性颌骨坏死的临床治疗及疗效评价，循序渐进地介绍国内目前关于药物相关性颌骨坏死的非手术及手术治疗方案、术后护理及预后评估。

本书内容系统、图文并茂，适合口腔颌面外科、肿瘤科、影像科、血液科、风湿免疫科、老年科、骨科等医师阅读。

# 编者名单

主　编

何　悦

副主编

刘　冰　侯劲松　刘忠龙　郭玉兴

主编助理

李萌宇

编　者（按姓氏笔画排序）

马海龙·上海交通大学医学院附属第九人民医院

王文瑾·中山大学光华口腔医院

王周阳·上海交通大学医学院附属第九人民医院

邓伟伟·武汉大学口腔医院

田国莉·中山大学光华口腔医院

代　炜·中国医科大学附属口腔医院

曲行舟·上海交通大学医学院附属第九人民医院

刘　冰·武汉大学口腔医院

刘忠龙·上海交通大学医学院附属第九人民医院

安金刚·北京大学口腔医院

阮寒尽·上海交通大学医学院附属第九人民医院

孙长伏·中国医科大学附属口腔医院

李振宁·中国医科大学附属口腔医院

李萌宇·上海交通大学医学院附属第九人民医院

吴添福·武汉大学口腔医院

何　悦·上海交通大学医学院附属第九人民医院

宋　繁·中山大学光华口腔医院

张　鸣·中山大学光华口腔医院

张士剑·上海交通大学医学院附属第九人民医院

林　皓·武汉大学口腔医院

郅克谦·青岛大学附属口腔医院

竺　越·中山大学光华口腔医院

郑　旸·上海交通大学医学院附属第九人民医院

赵小妹·上海交通大学医学院附属第九人民医院

侯　琛·中山大学光华口腔医院

侯劲松·中山大学光华口腔医院

侯黎莉·上海交通大学医学院附属第九人民医院

郭玉兴·北京大学口腔医院

黄秋雨·中山大学光华口腔医院

梁建锋·中山大学光华口腔医院

蔡鸿仕·中山大学光华口腔医院

# 序

随着恶性肿瘤患者发病率的增加以及全球老龄化加剧，抗骨吸收药物、免疫调节剂、抗血管生成类药物的使用率逐年上升。然而，在使用相关药物的过程中，相关不良反应事件也日益凸显。药物相关性颌骨坏死（MRONJ）作为其中最严重的并发症之一，其发病率逐年上升，已成为医学界亟待解决的难题。

MRONJ 的临床表现显著且复杂，严重程度不容忽视。最初，患者可能会出现局部红肿和颌骨坏死的早期症状，进而发展为死骨暴露、瘘管形成、长期流脓。随着病情的进展，患者还可能经历麻木、开口受限，严重时可导致病理性骨折。患者的面部功能和美观受到严重影响，生活质量显著下降。MRONJ 不仅对局部组织产生严重影响，还可能对全身系统治疗产生影响。严重的营养不良、慢性疼痛及功能受限可能导致患者的身体状况恶化，使其面临更大的生活困境。长期的炎症和感染不仅加重了病痛，还可能加重原有系统性疾病，对患者的生存质量构成严重威胁。

由于 MRONJ 的复杂性和个体差异，现有的治疗方法缺乏统一的标准，导致临床实践中出现了治疗策略的多样化和不一致。这种情况不仅影响了治疗效果，也增加了患者的预后风险，并使得病情管理更加困难。手术治疗虽然是主要手段，但由于其创伤性大且复发风险高，导致了不同医院和医生在治疗方案上的差异，进一步加剧了治疗的不规范性。

在这一背景下，何悦教授及其研究团队对药物相关性颌骨坏死的发病机制、临床诊疗及术后康复进行了深入探索。他们不仅建立了药物相关性颌骨坏死的完整数据集，还提出了创新性的四分期二亚分类法，推动了精准治疗的发展。此外，何教授团队联合国内 12 家著名医学院校及附属医院的专家，制定了《药物相关性颌骨坏死临床诊疗专家共识》，为规范化临床实践提供了重要指导，显著提升了医师对该疾病的诊治能力。

本书在何悦教授及其研究团队总结多年经验和科研成果的基础上应运而生，是国内外相关领域宝贵的参考资料。本书不仅全面介绍了 MRONJ 的诊疗现状，还探讨了骨髓间充质干细胞与富血小板制品联合应用于手术治疗的前沿进展，这一部分内容在国际上已达到领先水平，对临床治疗效果的提升具有重要意义。

综上所述，本书在药物相关性颌骨坏死的研究和实践中具有显著的创新意义和实际应用价值，为广大医务工作者提供了科学、系统、前瞻的参考资料，有助于进一步推动该领域的研究与发展，并对解决当前治疗不规范、不统一的问题及应对发病率上升的挑战做出重要贡献。

中国工程院院士

2024 年 9 月于上海

# 前　言

　　药物相关性颌骨坏死是指因恶性肿瘤骨转移、骨质疏松症等疾病使用双膦酸盐类药物、抗血管生成类药物或类固醇类药物所致的颌骨代谢紊乱及骨坏死类疾病，严重影响患者生存质量，甚至危及生命，是口腔颌面外科、肿瘤科、内分泌科、风湿免疫科、骨科等不同学科共同面临的临床难题。

　　自 2003 年 Marx 首次报道了 36 例双膦酸盐相关颌骨坏死以来，国内外诸多学者对该病的定义、临床特征、危险因素、病因学及诊疗策略等开展了深入的研究，并提出了相关的理论和假说。但迄今，国内外尚无专著对药物相关性颌骨坏死做系统性阐述。笔者及其团队长期致力于药物相关性颌骨坏死的基础与临床转化研究，其诊治技术处于国际领先水平。2020 年，笔者团队根据病损组织是否存在明确的界线，提出了一种新的四分期二亚分类法，更好地指导药物相关性颌骨坏死的临床诊疗。2023 年，笔者所在单位作为牵头机构，联合国内 12 家著名医学院校及附属医院专家，制定了《药物相关性颌骨坏死临床诊疗专家共识》。在此基础上，我们编写《药物相关性颌骨坏死：临床诊断与治疗》，以供口腔颌面外科、肿瘤科、内分泌科、风湿免疫科、骨科等同道借鉴与交流，共同促进药物相关性颌骨坏死的临床规范化诊疗，致力于实现疾病的早防早治。

　　本书系统性地阐述药物相关性颌骨坏死的临床、影像、病因及病理，着重强调该疾病的临床诊断和分类、分期，将药物相关性颌骨坏死的规范化诊疗提到一个新的高度。本书共有十章，前三章主要介绍药物相关性颌骨坏死的定义、流行病学、病因等的研究进展；第四、五章主要从临床表现、诊断、分类/分期等方面着手，重点阐述药物相关性颌骨坏死的诊断标准及分级体系；第六、七章着重介绍了药物相关性颌骨坏死的临床治疗及疗效评价，循序渐进地介绍了国内目前关于药物相关性颌骨坏死的非手术及手术治疗方案；第八章则重点介绍了药物相关性颌骨坏死的术后护理和日常护理；第九、十章详细阐述了药物相关性颌骨坏死的预后评估和疗效评价。本书以临床问题为导向，结合解剖、病理、影像学等方面的研究成果，详述了药物相关性颌骨坏死的最新研究进展和前沿。

本书是国内外首部介绍药物相关性颌骨坏死的专著，希望能给广大从事药物相关性颌骨坏死研究的同道提供可借鉴的经验。由于编写时间有限，本书尚存在不足之处，敬请广大读者海涵并不吝赐教，以备补充修订。

在本书编写过程中，有幸得到了教育部国家重点学科带头人、中国工程院院士、笔者的恩师张志愿教授的指导和帮助，并给本书作序，在此对张志愿院士致以最诚挚的敬意和衷心的感谢！

2024 年 7 月于上海

# 常用术语缩略词英汉对照

| 缩略词 | 英　语 | 中　文 |
|---|---|---|
| AAOMS | American Association of Oral and Maxillofacial Surgeons | 美国口腔颌面外科医师协会 |
| ACS | absorbable collagen sponge | 可吸收胶原蛋白海绵 |
| APC | autologous platelet concentrates | 自体浓缩血小板 |
| ASCO | American Society of Clinical Oncology | 美国临床肿瘤协会 |
| ATP | adenosine triphosphate | 三磷酸腺苷 |
| BMA | bone-modifying agents | 骨调节药物 |
| BP | bisphosphonates | 双膦酸盐类药物 |
| BRL | bone reaction layer | 骨反应层 |
| BRONJ | bis-phosphonate-related osteonecrosis of the jaw | 双膦酸盐相关性颌骨坏死 |
| cAMP | cyclic adenosine monophosphate | 环磷酸腺苷 |
| CCO | cytochrome C oxidase | 细胞色素 C 氧化酶 |
| CGF | concentrated growth factor | 浓缩生长因子 |
| CR | complete response | 完全缓解 |
| DBBM | deproteinized bovine bone mineral | 脱蛋白牛骨矿物基质 |
| DBM | demineralized bone matrix | 脱矿骨基质 |
| EGF | epidermal growth factor | 表皮生长因子 |
| EN | enteral nutrition | 肠内营养 |
| Er:YAG | erbium-doped: yttrium, aluminum, and garnet laser | 铒：钇铝石榴石 |
| FDA | U.S Food and Drug Administration | 美国食品药品管理局 |
| FGF2 | fibroblast growth factor 2 | 成纤维细胞生长因子 2 |
| FGF14 | fibroblast growth factor 14 | 成纤维细胞生长因子 14 |
| FSMP | food for special medical purpose | 医学用途配方食品 |

| GLIM | global leadership initiative on malnutrition | 营养不良评定标准 |
|---|---|---|
| HBO | hyperbaric oxygen | 高压氧治疗 |
| hGF | human gingival fibroblasts | 人类牙龈成纤维细胞 |
| HIF-1α | hypoxia-inducible factor-1α | 低氧诱导因子-1α |
| IFN | interferon | 干扰素 |
| Ig | immunoglobulin | 免疫球蛋白 |
| IL-2 | interleukin-2 | 白介素-2 |
| IL-6 | interleukin-6 | 白介素-6 |
| i-PRF | injectable platelet-rich fibrin | 注射用富血小板纤维蛋白 |
| IR | inflammation region | 炎症区域 |
| ISOO | International Society of Oral Oncology | 国际口腔肿瘤学会 |
| LLLT | low level laser therapy | 低强度激光治疗 |
| LPS | lipopolysaccharide | 脂多糖 |
| MASCC | Multinational Association of Supportive Care in Cancer | 癌症支持疗法多国学会 |
| MMP2 | matrix metalloproteinase 2 | 基质金属蛋白酶 2 |
| MNA | mini-nutritional assessment | 微型营养评定 |
| MRONJ | medication-related osteonecrosis of the jaw | 药物相关性颌骨坏死 |
| MSC | mesenchymal stem cell | 间充质干细胞 |
| MUST | malnutrition universal screening tool | 营养不良通用筛查工具 |
| NB | normal bone | 正常骨 |
| NC | no change | 无变化 |
| Nd:YAG | neodymium: yttrium aluminium garnet | 掺钕钇铝石榴石 |
| NRS 2002 | nutrition risk screening 2002 | 营养风险筛查 2002 |
| ONS | oral nutritional supplements | 口服营养补充 |
| ORNJ | osteoradionecrosis of the jaw | 放射性颌骨坏死 |
| PAM | pamidronate | 帕米膦酸 |
| PBM | photobiomodulation | 光生物调节作用 |
| PD | progressive disease | 疾病进展 |
| PDGF | platelet-derived growth factor | 血小板源性生长因子 |
| PDGFD | platelet-derived growth factor D | 血小板衍生生长因子 D |
| PEN | partial enteral nutrition | 部分肠内营养 |
| PGE2 | prostaglandin E2 | 前列腺素 E2 |
| PMDE | premedication dental evaluation | 化疗前口腔评估 |
| PN | parenteral nutrition | 肠外营养 |
| PPN | partial parenteral nutrition | 部分肠外营养 |

| PR | partial response | 部分缓解 |
| PRF | platelet-rich fibrin | 富血小板纤维蛋白 |
| PRP | platelet-rich plasma | 富血小板血浆 |
| PTH | parathyroid hormone | 甲状旁腺激素 |
| PTX | pentoxifylline | 己酮可可碱 |
| QoL | quality of life | 生存质量 |
| RANKL | receptor activator of NF-κB ligand | 核因子κB受体活化因子配体 |
| rhBMP-2 | recombinant human bone morphogenetic protein-2 | 重组人骨形态发生蛋白-2 |
| ROS | reactive oxygen species | 氧化自由基 |
| SD | stable disease | 稳定 |
| SNP | single nucleotide polymorphisms | 单核苷酸多态性 |
| SR | sclerosis region | 硬化区域 |
| SVF | stromal vascular fraction | 基质血管组分 |
| TEN | total enteral nutrition | 全肠内营养 |
| TGF-β | transforming growth factor-β | 生长因子-β |
| TNF-α | tumor necrosis factor-α | 肿瘤坏死因子-α |
| TPN | total parenteral nutrition | 全肠外营养 |
| TPTD | teriparatide | 特立帕肽 |
| UHMS | Undersea and Hyperbaric Medical Society | 国际高压氧医学会 |
| VEGF | vascular endothelial growth factor | 血管内皮生长因子 |
| ZOL | zoledronate | 唑来膦酸 |
| β-TCP | β-tricalcium phosphate | β-磷酸三钙 |

# 目　录

# 第六章
# 药物相关性颌骨坏死的非手术治疗　　042

## 第七章
## 药物相关性颌骨坏死的手术治疗

## 第八章
## 药物相关性颌骨坏死的护理和康复

# 概 论

药物相关性颌骨坏死（medication-related osteonecrosis of the jaw, MRONJ）是一种只发生于颌骨的严重疾病，是因治疗全身其他疾病需要，使用抗骨吸收药物、抗血管生成药物后发生的严重颌骨坏死并发症。2003 年，双膦酸盐相关性颌骨坏死作为一种因双膦酸盐静脉注射治疗癌症而出现的不良反应被首次报道。临床表现为病程大于 8 周的颌面部坏死骨持续暴露，同时排除颌骨放射治疗史。MRONJ 可表现为持续疼痛、流脓、张口受限、经久不愈的皮瘘甚至病理性骨折等，严重影响患者的生活质量，但目前医学界仍缺少有效的应对措施，对口腔颌面外科医师而言是较为严峻的挑战，也是现今医学界亟待解决的难题。本章将对药物相关性颌骨坏死的定义与流行病学等进行简要介绍。

## 一、定义

药物相关性颌骨坏死（MRONJ）是指因骨质疏松、恶性肿瘤骨转移等疾病使用双膦酸盐类药物、抗血管生成类药物或类固醇类药物所致的颌骨代谢紊乱及骨坏死类疾病。随着癌症治疗过程中骨调节药物（bone-modifying agents, BMA）使用的增加，MRONJ 的发生率越来越高，不仅干扰肿瘤的正常治疗，也影响患者的生命质量。

双膦酸盐类（BP）药物作为一种强有力的骨吸收抑制剂，主要应用于骨质疏松症、Paget 病、多发性骨髓瘤的治疗以及乳腺癌、前列腺癌骨转移的预防及治疗。患者在接受包括唑来膦酸（zoledronate, ZOL）和帕米膦酸（pamidronate,

PAM）等双膦酸盐类药物治疗后，可产生一种十分严重的并发症——双膦酸盐相关性颌骨坏死（bisphosphonate-related osteonecrosis of the jaw, BRONJ）。近来发现一些其他的抗血管生成、抗骨吸收药物，如地诺单抗（denosumab）等，也可造成颌骨坏死。因此，2014 年美国口腔颌面外科医师协会建议使用药物相关性颌骨坏死（MRONJ）代替双膦酸盐相关性颌骨坏死（BRONJ）这一名词。癌症支持疗法多国学会（Multinational Association of Supportive Care in Cancer, MASCC）/国际口腔肿瘤学会（International Society of Oral Oncology, ISOO）及美国临床肿瘤学会（American Society of Clinical Oncology, ASCO）致力于改善医疗质量和疾病的预后，于 2019 年 7 月联合发表了《MASCC/ISOO/ASCO 药物相关性颌骨坏死临床实践指南》。指南中提出用"药物相关性颌骨坏死"这一术语来描述癌症患者中与药物治疗相关的颌骨坏死，以 81% 的支持率成为专家共识。

药物相关性颌骨坏死的临床表现包括：局部疼痛、间隙感染、拔牙创不愈合、死骨外露、口内外瘘、病理性骨折、继发性出血等。但其临床表现并无特异性，与其他可导致死骨暴露的疾病难以区分，诊断的关键在于 MRONJ 相关药物治疗史。

2014 年，美国口腔颌面外科医师协会（American Association of Oral and Maxillofacial Surgeons, AAOMS）将 MRONJ 的诊断标准定为同时满足以下 3 个条件：

（1）正在或曾经接受抗骨吸收或抗血管生成药物治疗。

（2）临床表现为持续8周以上的颌骨骨质暴露或病变区瘘管。

（3）无头颈部放射治疗史或颌骨转移癌病史。

有学者提出，在MRONJ的定义中加入影像学指标，如骨硬化、拔牙窝硬骨板持续不吸收、骨小梁结构减少和溶骨性改变等。但分析研究后，专家组不推荐在MRONJ的诊断标准中加入影像学指标，因为这样会高估真实发病率。

2023年，国内药物相关性颌骨坏死临床诊疗专家共识对MRONJ的定义进行了修订：

（1）正在接受或曾经接受过抗骨吸收、抗血管生成的药物治疗。

（2）颌面部存在死骨暴露，或能通过口内外瘘道探查到死骨，持续8周以上未见好转。

（3）颌骨未经过放射治疗且无明显的肿瘤转移性疾病。

## 二、流行病学

骨稳态是由多种细胞事件协调的过程，包括成骨细胞和破骨细胞形成、血管生成、脂肪生成和骨免疫等。MRONJ致病药物主要包括抗骨吸收药物、抗血管生成药物、靶向药物、抑制剂及激素等。药物相关性颌骨坏死致病因素的研究主要来源于临床的病例报道，由于研究数量均较小，尚无明确定论。目前推断可能的高危因素有：药物相关因素、宿主全身状况、局部口腔因素等。

### 1. 发病率与患病率

药物相关性颌骨坏死的发病率与患病率在各个国家之间各不相同，但是近年来，随着双膦酸盐及其他MRONJ相关药物在临床上的广泛应用，各国药物相关性颌骨坏死发病率呈上升趋势。由于颌骨坏死相关药物的种类、给药途径及剂量不同，关于MRONJ的发病率报道不同。大多数文献的结论是：① 治疗癌症的患者发生MRONJ的风险高于治疗骨质疏松症的患者。② 含氮双膦酸盐类药物比不含氮双膦酸盐类药物更易引起MRONJ。③ 双膦酸盐中唑来膦酸的抗骨吸收能力最强，其发生MRONJ的风险较大，所以大多数动物实验研究用唑来膦酸以诱导MRONJ发生。④ 同时使用糖皮质激素、化疗药物使MRONJ发病率增加。⑤ 随着用药时间的延长，MRONJ的发病率增加。根据文献报道，其发病率为0.004%～6.7%，在晚期癌症患者中，发病率可达9%。药物相关性颌骨坏死治疗难度大，并可能导致严重的疼痛和生活质量下降，需要引起重视。

### 2. 好发部位

下颌骨发生药物相关性颌骨坏死的可能性高于上颌骨，在下颌骨的前磨牙区和磨牙区最为多发，这主要与下颌骨较上颌骨骨质致密、血供比较单一有关。上、下颌也可同时发生。并且，颌骨坏死更容易发生在覆盖黏膜较薄弱的部位，例如骨尖、锋利的下颌舌骨嵴和下颌隆突等部位。

### 3. 发病时期

颌骨坏死的风险一般随着使用药物的持续时间增长而增加，但发病也需同时考虑患者对MRONJ相关药物的累计暴露量，迄今为止尚未明确药物相关性颌骨坏死的药物剂量阈值。MRONJ发病的时间最短可以在应用相关药物数月后，主要集中在开始用药后的前4年内。

### 4. 药物种类与给药途径

不同种类的药物因其作用机制不同，发病率、发病时间也各不相同。以双膦酸盐类药物为例，含氮BP比不含氮BP发病率高，其中属唑来膦酸致病效力最强，与帕米膦酸二钠或伊班膦酸钠相比，发病率可提升5倍。又如抗骨吸收药物地诺单抗（狄诺塞麦）发病率与双膦酸盐相近，但发病较早。药物的联合应用也可提高发病风险，研究报道，双膦酸盐与地诺单抗的叠加作用导致发病率提升。

静脉注射BP的患者的发病率明显高于口服给药的患者。据统计，口服BP的患者药物相关性颌骨坏死的发生率在0～0.04%，静脉注射的发病率大致在0.94%～10%，且随着用药时间的增加，发病率也随之升高。不同药物的不同注射方式所致的不同发病率详见表1-1。

表 1-1 常见致病药物发病率

| 药　物 | 适应证 | 给药方式 | 剂量（mg） | 频　率 | 发病率 |
|---|---|---|---|---|---|
| 帕米膦酸 | 实体肿瘤骨转移<br>多发性骨髓瘤 | 静脉注射 | 90 | 每 1 个月 | 3.2%～5.0% |
| 唑来膦酸 | 实体肿瘤骨转移<br>多发性骨髓瘤 | 静脉注射 | 4 | 每 1 个月或<br>每 3 个月 | 1.0%～8.0% |
|  | 辅助治疗 | 静脉注射 | 4 | 每 3～6 个月 | 0～1.8% |
| 地诺单抗 | 实体肿瘤骨转移 | 皮下注射 | 120 | 每 1 个月 | 0.7%～6.9% |
|  | 辅助治疗 | 皮下注射 | 60 | 每 6 个月 | 0 |

**5. 口腔局部因素**

用药后的口腔科手术史（拔牙、种植、根尖手术等）、口腔局部损伤和牙周牙体局部感染会进一步增加发病风险。其中，拔牙被认为是药物相关性颌骨坏死发生的明确诱发因素，有报道在静脉注射 BP 的肿瘤人群中，拔牙后发病的风险达 1.6%～14.8%。

**6. 全身因素**

年龄被报道为药物相关性颌骨坏死重要的危险因素。流行病学报道诊断时患者的平均年龄为 65.2 岁，但是也有多个 40 岁及以下患者患病的报道。

据报道，癌症患者发生药物相关性颌骨坏死的风险更大，发病率在 0.2%～6.7%，原发疾病多为多发性骨髓瘤、乳腺癌、前列腺癌，其中多发性骨髓瘤患者的发病率最高。而骨质疏松症等骨代谢疾病的患者的发病风险较低，在 0～0.4%。

然而，由于骨代谢疾病患者数量众多，就频率而言，用药后发生颌骨坏死的约有 40% 是非癌症患者。

一些证据表明，基因因素可能在 MRONJ 的发病过程中发挥着重要的作用，特别是单核苷酸多态性（single nucleotide polymorphisms, SNP）。目前已经通过药物基因组学的手段发现了许多潜在的致病位点，主要包括 CYP2C8（rs1934951）、PPARG（rs1152003）、VEGF（rs3025039、rs699947、rs2010963）等。然而系统评价结果显示，CYP2C8（rs1934951）、VEGF（rs3025039）与 MRONJ 发病相关，其他位点的合并结果为阴性。

此外，类固醇药物与化疗药物的应用、其他系统性疾病（如糖尿病、高血压）、不良生活方式（如吸烟、肥胖、营养不良）等均是导致 MRONJ 发生、发展的重要风险因素。

（何　悦　刘忠龙　郑　旸　王周阳）

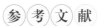

参考文献

［1］ Bedogni A, Fusco V, Agrillo A, et al. Learning from experience. Proposal of a refined definition and staging system for bisphosphonate-related osteonecrosis of the jaw (BRONJ)［J］. Oral Dis, 2012, 18(6): 621-623.

［2］ Bodem J P, Schaal C, Kargus S, et al. Surgical management of bisphosphonate-related osteonecrosis of the jaw stages II and III［J］. Oral Surg Oral Med Oral Pathol Oral Radiol, 2016, 121(4): 367-372.

［3］ Boonyapakorn T, Schirmer I, Reichart P A, et al. Bisphosphonate-induced osteonecrosis of the jaws: prospective study of 80 patients with multiple myeloma and other malignancies［J］. Oral Oncol, 2008, 44(9): 569-857.

［4］ Elen de Souza Tolentino, de Castro T F, Michellon F C, et al. Adjuvant therapies in the management of medication-related osteonecrosis of the jaws: systematic review［J］. Head Neck, 2019, 41(12): 4209-4228.

［5］ Ferlito S, Puzzo S, Liardo C. Preventive protocol for tooth extractions in patients treated with zoledronate: a case series［J］. J Oral Maxillofac Surg, 2011, 69(6): e1-e4.

［ 6 ］ Klingelhöffer C, Zeman F, Meier J, et al. Evaluation of surgical outcome and influencing risk factors in patients with medication-related osteonecrosis of the jaws ［ J ］. J Craniomaxillofac Surg, 2016, 44(10): 1694-1699.

［ 7 ］ Loblaw D A, Prestrud A A, Somerfield M R, et al. American society of clinical oncology clinical practice guidelines: formal systematic review-based consensus methodology ［ J ］. J Clin Oncol, 2012, 30(25): 3136-3140.

［ 8 ］ Montefusco V, Gay F, Spina F, et al. Antibiotic prophylaxis before dental procedures may reduce the incidence of osteonecrosis of the jaw in patients with multiple myeloma treated with bisphosphonates ［ J ］. Leuk Lymphoma, 2008, 49(11): 2156-2162.

［ 9 ］ Ruggiero S L, Dodson T B, Fantasia J, et al. American association of oral and maxillofacial surgeons. American association of oral and maxillofacial surgeons position paper on medication-related osteonecrosis of the jaw — 2014 update ［ J ］. J Oral Maxillofac Surg, 2014, 72(10): 1938-1956.

［ 10 ］ Schiodt M, Reibel J, Oturai P, et al. Comparison of nonexposed and exposed bisphosphonate-induced osteonecrosis of the jaws: a retrospective analysis from the Copenhagen cohort and a proposal for an updated classification system ［ J ］. Oral Surg Oral Med Oral Pathol Oral Radiol, 2014, 117(2): 204-213.

［ 11 ］ Schiodt M, Vadhan-Raj S, Chambers M S, et al. A multicenter case registry study on medication-related osteonecrosis of the jaw in patients with advanced cancer ［ J ］. Support Care Cancer, 2018, 26(6): 1905-1915.

［ 12 ］ Schubert M, Klatte I, Linek W, et al. The saxon bisphosphonate register — therapy and prevention of bisphosphonate-related osteonecrosis of the jaws ［ J ］. Oral Oncol, 2012, 48(4): 349-354.

［ 13 ］ Thumbigere-Math V, Tu L, Huckabay S, et al. A retrospective study evaluating frequency and risk factors of osteonecrosis of the jaw in 576 cancer patients receiving intravenous bisphosphonates ［ J ］. Am J Clin Oncol, 2012, 35(4): 386-392.

［ 14 ］ Vahtsevanos K, Kyrgidis A, Verrou E, et al. Longitudinal cohort study of risk factors in cancer patients of bisphosphonate-related osteonecrosis of the jaw ［ J ］. J Clin Oncol, 2009, 27(32): 5356-5362.

［ 15 ］ Yarom N, Shapiro C L, Peterson D E, et al. Medication-related osteonecrosis of the jaw: MASCC/ISOO/ASCO clinical practice guideline ［ J ］. J Clin Oncol, 2019, 37(25): 2270-2290.

# 药物相关性颌骨坏死的病因

近年来，关于 MRONJ 的发病机制，不同学者提出了不同的理论假说，可以总结概括为以下几个：骨重建抑制学说，炎症与感染学说，血管生成抑制学说，免疫抑制学说等。本章将从以上几个方面详细介绍 MRONJ 的发病机制学说，以便更好地理解 MRONJ 的发病机制，为预防及治疗 MRONJ 提供一定的理论基础。

## 一、骨重建抑制学说

颌骨作为一个新陈代谢比较活跃的器官，骨组织的功能性细胞时刻进行着细胞的代谢活动。骨组织的功能性细胞包括成骨细胞、破骨细胞、骨细胞、骨衬细胞、各种前体细胞及免疫系统相关的细胞。它们各自发挥着相应功能的同时，也相互之间作用，共同维持着骨组织的代谢平衡，这是骨骼系统行使功能的基础。

人类咀嚼食物产生咬合力，这使得颌骨骨重建过程比较活跃。骨重建可以使颌骨的骨组织形态和密度随咬合力的改变而改变，以此适应咬合力的变化。骨重建是一个复杂的过程，由多种细胞参与，包括破骨细胞、成骨细胞、骨细胞等。骨重建过程可以分为骨吸收期、反转期、骨形成期、静止期。骨重建过程起始于破骨前体细胞的黏附、聚集、成熟，进而发生骨吸收。随后，骨重建进入反转期，接着，成骨细胞开始增殖、成骨、矿化，完成骨重建过程。骨重建的主要目的有 2 个：① 消除骨疲劳造成的微损伤。② 骨重建对于维持骨量的稳定也具有重要的作用。双膦酸盐类（BP）药物作为预防与治疗骨质疏松症的一线药物，根据其化学结构的不同，分为不同种类，主要包括非含氮双膦酸盐和含氮双膦酸盐。它们发挥作用的机制也不相同。非含氮双膦酸盐主要是通过诱导破骨细胞凋亡、减少破骨细胞的数量发挥作用（如非含氮双膦酸盐在体内转化成没有功能的三磷酸腺苷影响破骨细胞的能量代谢从而导致细胞的凋亡）；而含氮双膦酸盐主要是抑制破骨细胞的分化成熟及吸收功能，从而抑制骨吸收（含氮双膦酸盐抑制甲羟戊酸途径中的尼基焦磷酸盐合成酶，影响某些小 G 蛋白的异戊烯化，从而影响破骨细胞的活性）。

另外，也有文献表明，BP 对于破骨前体细胞向成熟破骨细胞分化的过程也具有抑制作用。核因子 κB 受体活化因子 / 核因子 κB 受体活化因子配体 / 骨保护素受体（RANK/RANKL/OPG）信号通路对于破骨细胞的分化成熟具有重要意义。作为肿瘤坏死因子受体家族的成员之一，RANK 是一种 I 型跨膜膜蛋白分子，作为一种受体参与破骨细胞的分化过程；而 RANKL 主要由免疫细胞、成骨细胞及成骨前体细胞分泌，通过"受体–配体"结合的方式与 RANK 结合，从而激活破骨细胞分化。所以，RANKL 也被称为"破骨细胞分化因子"。而骨保护素蛋白（osteoprotegerin, OPG），可以作为"假受体"，竞争性结合 RANKL，进而阻碍 RANKL-RANK 的结合，从而影响破骨细胞的分化。因此，RANKL/OPG 的相对比例是分析破骨细胞分化和功能的一项重要指标，同时它们也对颌骨坏死的发生起重要作用。临床试验表明，BP 可以改变 RANK、RANKL、OPG 的表达从而减弱破骨细胞的活性。除了直接影响

RANK、RANKL、OPG 的表达，BP 还可以通过抑制 RANKL-RANK 信号通路下游的分子——活化 T 细胞核因子 1（NFATc1），从而抑制 RANKL-RANK 信号通路诱导的破骨细胞分化。NFATc1 是活化 T 细胞核因子家族成员之一，也是 RANKL-RANK 信号通路下游的重要靶点。因此，RANKL/RANK/OPG 信号通路也是 BP 影响破骨细胞的分化的重要机制之一。BP 一方面导致骨量流失的减少，起到预防以及治疗骨质疏松的作用，另一方面，它又降低了破骨细胞的功能，也导致了骨组织微损伤的增加，最终导致了 MRONJ 的发生。

骨重建是一个骨吸收和骨生成的动态平衡过程。骨重建的过程中有成骨细胞与破骨细胞的耦合，它们共同协作完成了骨重建的过程。然而，有学者发现，BP 可以通过影响破骨细胞与成骨细胞间相互作用的受体，干扰它们之间的耦合，影响骨代谢过程。除此之外，也有文献表明，BP 对于成骨细胞也具有抑制作用。然而，缺乏相应的体内试验验证其在 MRONJ 的发病过程中的具体作用。

MRONJ 的发生具有部位的特异性。BP 对于全身骨骼的骨重建都有抑制作用。然而，目前临床报道 MRONJ 只出现在颌骨，这可能与骨生成的方式不同有关。颌骨属于不规则骨，属于膜内成骨，而四肢骨属于长骨，主要是软骨成骨，不同的成骨方式使得骨密度和骨组织的构成有差异。

骨改建是一个连续的过程，需要多种细胞共同参与。MRONJ 的发生也不是仅仅因一种细胞功能受到影响而导致的。研究 BP 如何影响多种细胞之间相互作用可能会是未来该领域的主要方向。

## 二、炎症与感染学说

口腔内有大量的微生物，是一个极其复杂的有菌环境。因此，有学者认为，微生物的感染可能是药物相关性颌骨坏死的发病机制之一。有临床文献报道，拔牙、种植手术等有创性口腔科操作及牙周炎等炎症疾病是 MRONJ 的危险因素。有研究者通过动物实验发现，给实验动物注射 BP 后，拔除牙周炎的患牙比拔除正常牙齿出现黏膜不愈合的概率要高很多。也有研究者发现，放线菌在 MRONJ 中的检出率高达 39%～100%。国外研究者研究 MRONJ 患者的组织样本时发现，厚壁菌、梭杆菌及放线菌比其他未使用 BP 的患者含量高。因此，有学者认为，细菌感染是 MRONJ 发病的必要条件。然而，也有临床研究表明，服用 BP 发生颌骨坏死的患者与服用 BP 未发生颌骨坏死的患者，以及健康者的口腔菌群组成未发现明显的差异。因此，有专家学者对于微生物感染的学说提出过异议。

口腔内菌群种类繁多，目前对于 MRONJ 口腔微生物组群的研究不足，当前关于微生物感染的病因学说研究还局限于横断面描述性研究。无法确定 MRONJ 是细菌感染在先，还是 BP 的黏膜毒性作用导致黏膜损伤后，细菌侵入，最终引起了颌骨坏死的发生。

## 三、血管生成抑制学说

血供对于组织存活及修复具有重要的意义。良好的血供有利于组织的自我修复、保持组织器官的稳态。颌面部血运丰富，颌骨作为颌面部的一部分，具有较强的自我修复和抗感染的能力。然而，一些学者发现，BP 可以抑制肿瘤内的血管内皮生长因子（vascular endothelial growth factor, VEGF）的表达，从而提出血管生成抑制学说。此学说主要指 BP 抑制颌骨内血管的生成，造成颌骨内缺血的状态，久而久之，加之骨创性口腔科操作时颌骨的骨组织无法自我修复，最终诱发颌骨坏死。抗肿瘤药物出现的颌骨坏死病例报道也支持这一学说，如甲磺酸伊马替尼片（格列卫）作为一种通过对血小板源性生长因子（platelet-derived growth factor, PDGF）受体蛋白激酶具有抑制作用的新一代靶向抗癌药物，也被报道出现药物相关性颌骨坏死的发生。

国外的某些研究者通过对比 MRONJ 患者与健康者的黏骨膜样本发现，CD105⁺ 的新生血管在 MRONJ 患者的样本中明显减少，而 CD31⁺ 微血管的生成无明显差异。除此之外，某些体外研究发现，BP 可以导致血管内皮细胞的凋亡，还可以抑制其增殖和迁移能力。除此之外，BP 还可以通过抑制骨桥蛋白的表达（骨桥蛋白是一种糖基化的蛋白，因为富含精氨酸-甘氨酸-天冬氨酸序列，导致其具有强大的趋化和黏附作用），进而影响血管的生成。

BP 除了通过直接改变血管内皮细胞的生理功能外，还通过抑制血管内皮前体细胞的分化影响血管的生成。一项体外试验表明，低浓度的含氮双膦酸盐可以抑制胎盘间充质干细胞向上皮细胞系转化。另外，血小板来源的生长因子 BB（PDGF-BB）被证实可以促进血管的生成，BP 还可以抑制破骨前体细胞分泌的血小板来源的生长因子 BB（PDGF-BB），来抑制血管的生成。

然而，也有学者利用划痕实验证实用特定浓度的 BP 可以促进牙龈纤维细胞迁移能力，同时血管内皮生长因子（VEGF）和骨形态蛋白 2（bone morphogenetic protein 2，BMP2）的基因表达增高。这项研究表明，BP 在特定浓度下可以有促血管生成的作用。

## 四、免疫抑制学说

近年来，免疫抑制学说成为 MRONJ 机制研究的热点，有学者提出，免疫失调也是 MRONJ 的发病机制之一。MRONJ 患者一般长期使用免疫抑制剂或者患有恶性肿瘤、接受化学药物治疗、免疫功能长期处于失调状态。免疫防御功能低下会导致机体无法抵御外部微生物的入侵，而免疫防御功能亢进则会导致超敏反应加剧局部的炎症。

免疫细胞作为免疫反应的主要参与者，在机体发挥免疫功能时起主要作用。树突状细胞在黏膜免疫系统中又称朗格汉斯细胞，起着抗原提呈的作用。树突状细胞可以被抗原激活，然后将抗原提呈给 T 细胞。树突状细胞功能障碍可导致免疫功能的抑制。国外一项研究表明，BP 可以抑制树突状细胞的激活影响炎症反应。也有文献表明，BP 对于树突状细胞的分化作用甚微，而对于树突状细胞的成熟抑制作用明显。而近年来，研究者发现 BP 可以减少组织中树突状细胞的数量，同时减弱其吞噬功能，最终导致细菌负载增加、颌骨坏死发生。巨噬细胞作为一种重要的免疫效应细胞，迁移和分化功能对于其行使免疫功能具有重要的意义。有文献表明，BP 对于巨噬细胞的形态和迁移能力具有抑制作用。然而，巨噬细胞的迁移能力障碍是否是引起 MRONJ 的病因，还需进一步探究。有学者发现，巨噬细胞不同表型之间的转化可以引起 MRONJ 的发生。巨噬细胞有两种表型的细胞类型：M1 型和 M2 型。M1 型细胞属于促炎型细胞，通过产生促炎因子如白介素-12、活性氧等促进炎症的发生，起到防御外界微生物入侵的作用。M2 型细胞属于抗炎细胞，通过释放白介素-10 和肿瘤坏死因子-β 等抗炎因子，在炎症缓解和组织修复过程中起重要作用。因此，巨噬细胞 M1/M2 之间的极化平衡对于免疫的稳态具有重要的作用。有学者发现，BP 可以通过激活 NLRP3 炎性小体促进 M1 细胞的极化，加剧炎症的发生。然而，据该文章报道，BP 对于 M2 细胞的极化影响极小。此外，近些年来，有研究证明，白介素-17 和 Toll 样受体家族介导的巨噬细胞极化影响 MRONJ 的发生。

## 五、其他学说

除了上述几种假说外，软组织损伤学说也是大家比较认可的一种学说。

覆盖于颌骨的黏膜作为免疫防御的第一层屏障，对于抵抗外源性感染至关重要。健康状态下，黏膜免疫系统可以抵抗口腔内微生物的入侵，维持口腔组织的健康。黏膜免疫系统由黏膜屏障、免疫细胞及免疫因子组成。紧密相连的上皮细胞构成了黏膜屏障，一方面可以抵御口腔微生物的入侵，另一方面，错综复杂的上皮网状结构也维持了宿主与外部环境之间的稳态平衡。然而，某些解剖结构的存在使得黏膜屏障存在脆弱的部位，比如龈牙结合部。另外，牙周疾患、口腔溃疡等疾病，以及某些骨创性操作，如拔牙、种植牙等，也破坏了黏膜屏障的完整性，有利于口腔微生物的入侵。有文献报道，BP 对口腔黏膜有毒性作用。口腔黏膜主要由角化细胞和纤维细胞组成。体外试验表明，BP 可以导致这两类细胞凋亡。

黏膜屏障一旦失去保护作用，口腔微生物入侵机体，引起继发感染。有研究者观察 MRONJ 的组织切片发现，有大量的微生物浸润，同时伴有炎症反应的存在。因此，保护黏膜的完整性对于预防 MRONJ 的发生具有重要的作用。

MRONJ 自 2003 年被报道以来，一直受大家关注。目前，关于 MRONJ 病因主要有上述几种假说。然而，这几种假说也不能完全解释 MRONJ 的发病机制。因此，多因素联合致病学说可能成为未来 MRONJ 病因学研究的主要方向。

（邳克谦）

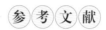

［ 1 ］ 王杞章，刘济远，潘剑 . 药物性颌骨坏死的研究进展 . 华西口腔医学杂志［J］.2018，36（5）：568–572.

［ 2 ］ Aghaloo T L, Cheong S, Bezouglaia O, et al. RANKL inhibitors induce osteonecrosis of the jaw in mice with periapical disease［J］. J Bone Miner Res, 2014, 29(4): 843–854.

［ 3 ］ Bringmann A, Schmidt S M, Weck M M, et al. Zoledronic acid inhibits the function of Toll-like receptor 4 ligand activated monocyte-derived dendritic cells［J］. Leukemia, 2007, 21(4): 732–738.

［ 4 ］ Elsayed R, Kurago Z, Cutler C W, et al. Role of dendritic cell-mediated immune response in oral homeostasis: a new mechanism of osteonecrosis of the jaw［J］. FASEB J, 2020, 34(2): 2595–2608.

［ 5 ］ Gupta L, Dholam K, Janghel Y, et al. Osteonecrosis of the jaw associated with imatinib therapy in myeloproliferative neoplasm: a rare case report［J］. Oral Surg Oral Med Oral Pathol Oral Radiol, 2021, 131(5): e157–e162.

［ 6 ］ Hinson A M, Smith C W, Siegel E R, et al. Is bisphosphonate-related osteonecrosis of the jaw an infection? A histological and microbiological ten-year summary［J］. Int J Dent, 2014, 2014:452737.

［ 7 ］ Hoefert S, Sade Hoefert C, Munz A, et al. Altered macrophagic THP-1 cell phagocytosis and migration in bisphosphonate-related osteonecrosis of the jaw (BRONJ)［J］. Clin Oral Investig, 2016, 20(5): 1043–1054.

［ 8 ］ Huang K C, Huang T W, Chuang P Y, et al. Zoledronate induces cell cycle arrest and differentiation by upregulating p21 in mouse MC3T3-E1 preosteoblasts［J］. Int J Med Sci, 2019, 16(5): 751–756.

［ 9 ］ Kaneko J, Okinaga T, Hikiji H, et al. Zoledronic acid exacerbates inflammation through M1 macrophage polarization［J］. Inflamm Regen, 2018, 38: 16.

［10］ Lang M, Zhou Z, Shi L, et al. Influence of zoledronic acid on proliferation, migration, and apoptosis of vascular endothelial cells［J］. Br J Oral Maxillofac Surg, 2016, 54(8): 889–893.

［11］ Lelièvre L, Clézardin P, Magaud L, et al. Comparative study of neoadjuvant chemotherapy with and without zometa for management of locally advanced breast cancer with serum VEGF as primary endpoint: the NEOZOL study［J］. Clin Breast Cancer, 2018, 18(6): e1311–e1321.

［12］ Matsuura T, Tokutomi K, Sasaki M, et al. Distinct characteristics of mandibular bone collagen relative to long bone collagen: relevance to clinical dentistry［J］. Biomed Res Int, 2014, 2014: 769414.

［13］ Mercatali L, Ricci M, Scarpi E, et al. RANK/RANK-L/OPG in patients with bone metastases treated with anticancer agents and zoledronic acid: a prospective study［J］. Int J Mol Sci, 2013, 14(6): 10683–10693.

［14］ Ohlrich E J, Coates D E, Cullinan M P, et al. The bisphosphonate zoledronic acid regulates key angiogenesis-related genes in primary human gingival fibroblasts［J］. Arch Oral Biol, 2016, 63: 7–14.

［15］ Orsini G, Failli A, Legitimo A, et al. Zoledronic acid modulates maturation of human monocyte-derived dendritic cells［J］. Exp Biol Med (Maywood), 2011, 236(12): 1420–1426.

［16］ Pabst A M, Ziebart T, Koch F P, et al. The influence of bisphosphonates on viability, migration, and apoptosis of human oral keratinocytes — in vitro study［J］. Clin Oral Investig, 2012, 16(1): 87–93.

［17］ Paschalidi P, Gkouveris I, Soundia A, et al. The role of M1 and M2 macrophage polarization in progression of medication-related osteonecrosis of the jaw［J］. Clin Oral Investig, 2021, 25(5): 2845–2857.

［18］ Pushalkar S, Li X, Kurago Z, et al. Oral microbiota and host innate immune response in bisphosphonate-related osteonecrosis of the jaw［J］. Int J Oral Sci, 2014, 6(4): 219−226.

［19］ Rao S H, Harini B, Shadamarshan R P K,et al. Natural and synthetic polymers/bioceramics/bioactive compounds-mediated cell signalling in bone tissue engineering［J］. Int J Biol Macromol, 2018, 110: 88−96.

［20］ Scholtysek C, Kronke G, Schett G. Inflammation-associated changes in bone homeostasis［J］. Inflamm Allergy Drug Targets, 2012, 11(3): 188−195.

［21］ Sedghizadeh P P, Kumar S K, Gorur A, et al. Microbial biofilms in osteomyelitis of the jaw and osteonecrosis of the jaw secondary to bisphosphonate therapy［J］. J Am Dent Assoc, 2009, 140(10): 1259−1265.

［22］ Sharma D, Hamlet S M, Petcu E B, et al. The effect of bisphosphonates on the endothelial differentiation of mesenchymal stem cells［J］. Sci Rep, 2016, 6: 20580.

［23］ Shimizu E, Tamasi J, Partridge N C. Alendronate affects osteoblast functions by crosstalk through EphrinB1-EphB［J］. J Dent Res, 2012, 91(3): 268−274.

［24］ Wehrhan F, Amann K, Möbius P, et al. BRONJ-related jaw bone is associated with increased Dlx-5 and suppressed osteopontin-implication in the site-specific alteration of angiogenesis and bone turnover by bisphosphonates［J］. Clin Oral Investig, 2015, 19(6): 1289−1298.

［25］ Wehrhan F, Stockmann P, Nkenke E, et al. Differential impairment of vascularization and angiogenesis in bisphosphonate-associated osteonecrosis of the jaw-related mucoperiosteal tissue［J］. Oral Surg Oral Med Oral Pathol Oral Radiol Endod, 2011, 112(2): 216−221.

［26］ Williams D W, Vuong H E, Kim S, et al. Indigenous microbiota protects against inflammation-induced osteonecrosis［J］. J Dent Res, 2020, 99(6): 676−684.

［27］ Zhang Q, Atsuta I, Liu S, et al. IL-17-mediated M1/M2 macrophage alteration contributes to pathogenesis of bisphosphonate-related osteonecrosis of the jaws［J］. Clin Cancer Res, 2013, 19(12): 3176−3188.

［28］ Zhu W, Xu R, Du J, et al. Zoledronic acid promotes TLR-4-mediated M1 macrophage polarization in bisphosphonate-related osteonecrosis of the jaw［J］. FASEB J, 2019, 33(4): 5208−5219.

# 药物相关性颌骨坏死的风险因素

药物相关性颌骨坏死的风险因素包括药物相关因素、口腔相关因素和全身因素。药物相关性颌骨坏死的发生过程是多种因素综合作用的结果。本章将详细介绍药物相关性颌骨坏死的风险因素（表3-1）。

表 3-1　药物相关性颌骨坏死的风险因素

| 风险因素 | 种　类 |
|---|---|
| 药物相关因素 | 药物种类：抗骨吸收药物、抗血管生成药物、mTOR 抑制剂、激素类药物、其他 |
| | 给药途径：静脉注射、口服、皮下注射 |
| | 药物应用时间、累积用量 |
| 口腔相关因素 | 口腔科治疗史：拔牙、种植体植入术、牙周手术等 |
| | 牙外伤、不良口腔修复体损伤 |
| | 牙源性感染 |
| | 不良口腔卫生状况 |
| | 性别、年龄等 |
| 全身因素 | 原发疾病：多发性骨髓瘤、肺癌、乳腺癌、前列腺癌、骨质疏松症等 |
| | 其他治疗措施：化疗药物等 |
| | 不良生活方式：吸烟、肥胖、营养不良等 |
| | 其他全身状况：糖尿病、甲状旁腺功能亢进症、慢性肾病、维生素 D 缺乏、低钙等 |
| | 易感基因 |

## 第一节 · 药物相关风险因素

目前可能引起 MRONJ 发生的药物主要有：双膦酸盐类、地舒单抗等抗骨吸收类药物；贝伐珠单抗、阿柏西普、酪氨酸激酶抑制剂（如舒尼替尼、索拉非尼）等抗血管生成类药物；哺乳动物雷帕霉素靶蛋白（mTOR）抑制剂类药物，如西罗莫司、依维莫司等（表3-2）。有以上药物服用史是 MRONJ 的风险因素之一，服用这些药物的患者要更加注意口腔状况，严格控制其他相关的风险因素，预防 MRONJ 的发生。

### 一、抗骨吸收类药物

#### （一）双膦酸盐类

双膦酸盐（BP）是一种稳定的、不可水解的

表3-2 MRONJ常见致病药物

| 分 类 | 类 型 | 药物名称 |
|---|---|---|
| 抑制骨吸收类 | 双膦酸盐类 | 第一代：依替膦酸、氯屈膦酸、替鲁膦酸<br>第二代：帕米膦酸、阿仑膦酸<br>第三代：唑来膦酸、利塞膦酸、伊班膦酸 |
| | RANKL 抑制剂 | 地舒单抗、地诺单抗、狄诺塞麦 |
| 抗血管生成类 | VEGF 单抗 | 贝伐珠单抗、阿柏西普 |
| 抗 TKI 靶向类 | 抗 VEGFR | 培唑帕尼、阿帕替尼 |
| | 多靶点 | 伊马替尼、舒尼替尼 |
| mTOR 抑制剂 | 抑制雷帕霉素靶蛋白 | 依维莫司、西罗莫司 |
| 激素类 | — | 地塞米松、泼尼松龙 |
| 免疫抑制剂 | — | 甲氨蝶呤 |
| 特殊药物 | — | 阿糖胞苷 |

注：TKI，酪氨酸激酶抑制剂。

焦磷酸酯类似物，由1个碳原子与2个膦酸酯基团（P—C—P）相连构成，模拟焦磷酸分子结构（P—O—P）。双膦酸盐具有抑制破骨细胞从而抑制骨吸收、影响骨重建过程的药物。此类药物有维持骨密度的功效，故被广泛应用于治疗骨质疏松、Paget病及恶性肿瘤骨转移等疾病。根据其化学结构（侧链上）和作用机制不同，分为以下两类：不含氮双膦酸盐（如依替膦酸盐、替鲁膦酸盐和氯膦酸盐），含氮双膦酸盐（如阿仑膦酸盐、利塞膦酸盐、伊班膦酸盐和唑来膦酸盐）。不含氮双膦酸盐被代谢成细胞内、不可水解的腺苷三磷酸（adenosine triphosphate, ATP）细胞毒性类似物，这些类似物在破骨细胞中积累引起破骨细胞凋亡。含氮双膦酸盐通过抑制甲羟戊酸生物合成途径中的法尼基焦磷酸合酶，防止破骨细胞中的蛋白质异戊烯化，从而抑制破骨细胞功能。首个上市的BP为1977年获批的依替膦酸钠，其抑制骨吸收的能力较弱，需大剂量使用。经过不断更新换代，目前广泛应用于临床的二代新药为帕米膦酸二钠，三代新药为唑来膦酸钠、伊班膦酸钠等。BP可通过静脉注射，或口服后肠道吸收的方式进入血液循环，由于其骨内半衰期长，被吸收

后的BP可长时间停留于骨组织中。近年来，随着双膦酸盐类药物的广泛应用，它所引起的一些不良反应也逐渐被人们发现，其中最严重的就是双膦酸盐性颌骨坏死（BRONJ）。第三代双膦酸盐类药物相比于第一、二代，抗骨质吸收作用更强，临床应用也更安全可靠，具有更广阔的发展前景。第三代双膦酸盐类药物以唑来膦酸应用最为广泛。唑来膦酸是目前已知的双膦酸盐药物中抗骨质吸收作用最强的药物，也是引发骨坏死的危险性最高的双膦酸盐类药物。

BP可以从多个方面影响颌骨改建及创口愈合。含氮或者不含氮的BP都可以干扰机体细胞代谢，影响多种细胞代谢产物的分泌，破坏破骨细胞结构及功能，抑制相关代谢酶的生成，从而打破骨改建的平衡，增加颌骨坏死的风险。BP也会降低破骨细胞前体细胞核因子κB受体活化因子的表达，抑制破骨前体细胞向破骨细胞的转化，减少破骨细胞的数量，影响骨改建。除了可以影响骨改建过程外，还有一种主流假说是BP能够作用于血管内皮，抑制血管内皮细胞的增殖、活化，并抑制血管内皮因子的表达，从而影响颌骨内血管的生成，导致局部软、硬组织缺血缺氧、

愈合延迟，难以实现组织再生，最终导致该处颌骨组织发生坏死。另外，该类药物还具有一定的组织毒性，除了作用于硬组织外，还可以作用于口腔软组织，抑制新细胞的生成，并诱导原有软组织细胞的凋亡，使得口腔黏膜变薄甚至破溃，致颌骨外露；这有利于口腔微生物的定植，影响局部伤口的愈合，更容易形成炎症，最终导致颌骨坏死。也有研究表明，BP 通过抑制破骨细胞甲羟戊酸代谢途径中的一系列酶，阻止小 G 蛋白异戊烯化，影响破骨细胞功能。此外，BP 可上调 M1/M2 型巨噬细胞比例，抑制中性粒细胞的吞噬功能，其在局部长期聚集，导致经口腔科创伤后局部出现大量的炎性浸润，损害周围组织，这也与 BRONJ 的发生、发展密切相关，然而其确切的发病机制及有效的应对措施仍需进一步探索。体内研究表明，应用 BP 导致大鼠拔牙窝在愈合早期出现破骨细胞数量减少、骨吸收减少的现象；拔牙 10 天后出现了骨坏死和强烈的免疫反应；在新骨形成的后期，BP 导致拔牙窝内骨填充率降低。与长骨相比，颌骨的显著特征是高度动态转换和被覆口腔黏膜屏障。拔牙、种植等口腔科创伤可触发伤口愈合过程，激活骨重建，这一系列过程很大限度上依赖于体内成骨、破骨细胞及固有免疫细胞等的精妙合作。而 BP 打破了三者之间的平衡，破坏了骨稳态，导致骨重建受损及 BRONJ 发生。

研究表明，唑来膦酸相对别的 BP 具有更强的骨吸收抑制作用，其发生颌骨坏死的风险更高，且随着累积药物剂量的增加，发生颌骨坏死的风险也会增高；药物的剂量、给药次数以及药物的种类等均会对发生颌骨坏死有不同影响。此外，在炎症状态下，BP 可自结合的羟基磷灰石释放至周围环境，抑制软、硬组织细胞活动，影响愈合过程，最终更易发生骨坏死。

### （二）RANKL 抑制剂

地舒单抗（denosumab，又称 AMC-162，商品名 Prolia）是一种人源化 IgG2 单克隆抗体，特异性靶向核因子 κB 受体活化因子配体（RANKL），可抑制破骨细胞活化和发展，减少骨吸收，增加骨密度，是首个被发明用于抑制 RANKL 并可用于骨质疏松症和其他骨骼疾病治疗的药物，其主要作用为抗骨吸收，维持骨骼密度，改善患者的生活质量。当前地舒单抗在临床上主要应用于治疗骨质疏松症、多发性骨髓瘤、动脉瘤样骨囊肿、骨巨细胞瘤、恶性肿瘤骨转移等疾病。

地舒单抗是通过抑制破骨细胞内 RANKL 的活性来影响骨重建过程的一类药物。RANKL 的活性被抑制后，地舒单抗可以阻断破骨细胞的前体细胞增殖分化从而间接减少成骨细胞的数量及活性，影响骨重建，而在颌骨区域，骨重建过程被影响后则会导致拔牙创口愈合不良，最终发展为颌骨坏死。除了产生骨改建失衡外，地舒单抗还有免疫抑制作用，使得局部免疫细胞功能障碍，不利于创口愈合，甚至对正常组织造成破坏，最终发展为 MRONJ。

地舒单抗作为抗体的作用是暂时的。当地舒单抗停药时，颌骨的重塑恢复。破骨细胞分化和功能在所有骨骼的骨愈合和重建中起重要作用，破骨细胞功能的严重抑制也可以抑制正常的骨转换，以致正常机械操作或损伤（例如拔牙）造成的局部微损伤不能修复，最终可能导致骨坏死。地舒单抗的平均血药浓度在用药后 10 天达峰值，其血浆半衰期较短，为 25～29 天。研究报道，暂停使用地舒单抗后短期内，其对骨的影响就逐渐减弱，数月后骨组织即可恢复正常状态。但暂无充分的统计学数据证明暂停使用地舒单抗对 MRONJ 的治疗有帮助。

## 二、抗血管生成类药物

在颌面部创伤或炎症的修复重建过程中，血管的生成起重要作用：良好的血供可以促进其愈合，若血管生成被抑制，颌骨的改建将被影响，导致伤口愈合不良甚至发生骨坏死。抗血管生成药物具有抑制血管生成、诱导血管凋亡的作用，造成颌骨局部发生缺血，从而抑制骨组织及软组织修复功能，促进颌骨局部发生骨组织和（或）软组织发生坏死。Wehrhan 等通过对比 MRONJ 患者与正常人的黏骨膜样本，发现 CD31⁺ 的微血管生成在两组中无明显差异，而 CD105⁺ 的新生血管在 MRONJ 患者的样本中明显减少。在接受抗血管生成药物治疗后，血清中 VEGF、白介素（interleukin, IL）-17 以及其他与血管生成相关因子的表达水平会明显下降。

贝伐珠单抗（bevacizumab，商品名为 Avastin），是一种重组人源化免疫球蛋白（immunoglobulin, Ig）G1 单克隆抗体，其主要功能是抑制血管内皮因子与配体的结合，从而减少血管的生成，起抗肿瘤作用，是美国药物质量监督局批准的抗肿瘤血管生成药物。贝伐珠单抗除了可以抑制肿瘤血管的生成，还会促进血管内皮的修复，降低血管的通透性。贝伐珠单抗在 2004 年获得批准上市，主要应用于恶性肿瘤的治疗，其安全性与有效性在临床实践中被多次认证。因其抗肿瘤血管生成的机制可以破坏肿瘤微血管环境，达到抑制肿瘤进展的目的，该药受到广大医生、学者的青睐，并被广泛应用于临床中。目前应用贝伐珠单抗单药进行治疗的方案较少见，一般为联合用药方案，有贝伐珠单抗联合替莫唑胺、贝伐珠单抗联合伊立替康、贝伐珠单抗联合西仑吉肽等。

在抗血管生成类药物中除贝伐珠单抗外，阿柏西普（aflibercept）也可能造成药物相关性颌骨坏死的发生，作为 VEGF 受体融合蛋白，其与配体有着很强的亲和力，可抑制配体与受体的结合，影响通路激活，阻断血管的生成，从而发挥抗肿瘤作用。目前阿柏西普在国外获得美国和欧洲药物管理局的批准可用于临床治疗，而在我国还处于临床试验阶段。这两种药物均是抑制血管内皮因子与配体结合，从而影响血管生成的抗肿瘤药物。在存在创口或炎症等颌骨改建活跃的区域，此类药物抑制了血管的生成，使得颌骨局部软、硬组织缺血缺氧，无法实现良好的骨组织及口腔黏膜组织再生，创口愈合受阻，甚至骨壁暴

露于口腔微环境中，加上机体自身抵抗力不足等多重风险因素，容易在应用该类药物后形成颌骨坏死。

在当前抗肿瘤治疗中，以上这两种药物可能会在服药过程中或者服用后成为 MRONJ 的危险因素，除此之外，索拉非尼（sorafenib）、舒尼替尼（sunitinib）等抗肿瘤分子靶向药物同样可能会因为其抗血管生成的机制造成 MRONJ 的发生。索拉非尼与舒尼替尼属于多靶点酪氨酸激酶抑制剂，可以抑制多种与肿瘤血管生成、增殖和转移相关的酪氨酸激酶的活性，减少肿瘤血管的生成，破坏肿瘤微血管环境，可有效地控制肿瘤和治疗其并发症。索拉非尼是第一个用于治疗转移性肾癌的分子靶向药物，其抗肿瘤作用已经得到广泛的证实。舒尼替尼在 2006 年通过了美国食品药品管理局的批准，可用于治疗转移性肾细胞癌和不能耐受或伊马替尼治疗失败的转移性胃肠道间质瘤。在应用以上抗肿瘤分子靶向药物时，临床医生要重视颌骨坏死的相关风险因素，减少口腔软、硬组织的创伤，以免其抑制血管生成的作用影响口腔局部骨改建，并逐步发展为 MRONJ。

## 三、哺乳动物雷帕霉素靶蛋白（mTOR）抑制剂

依维莫司（everolimus）和西罗莫司（sirolimus）是哺乳动物雷帕霉素靶蛋白（mTOR）抑制剂的代表药物。依维莫司是西罗莫司的一种半合成衍生药物，具有更好的稳定性。mTOR 是机体重要的介质，参与机体细胞代谢、增殖以及血管生成等过程，还具有免疫调节作用，可以促进肿瘤细胞的凋亡，从而发挥抗肿瘤治疗的作用。这两种药物均被批准应用于晚期肾细胞癌、晚期胰腺癌等多种癌症的治疗，此外还被应用于器官移植，预防免疫排斥反应。mTOR 抑制剂可以抑制血管生成，使颌骨局部组织血供变差，同时，他们还具有免疫抑制作用，可以介导细胞凋亡过程，影响颌骨改建。该类药物引起药物性和骨坏死的机

制符合骨重建抑制假说、血管生成抑制假说以及免疫抑制假说等。mTOR 抑制剂如依维莫司引起的骨坏死已存在少量报道，故在临床应用此类药物时，要注意骨骼系统的反应，如果发生骨坏死或疼痛，应及时对症处理。

## 四、其他药物

除上述药物外，还有一些药物也可以诱导药物相关性颌骨坏死，但并不属于上述任何一类。糖皮质激素的使用可能导致骨质疏松的发生，而且糖皮质激素也是 MRONJ 的危险因素之一。既往研究发现，联合使用糖皮质激素者其 MRONJ 发生率是未联合者的 6.5 倍。

总的来说，包括抗骨吸收类药物、抗血管生成类药物和 mTOR 抑制剂在内的多种药物在使用过程中可能诱发 MRONJ。目前已有许多学者注意到这一现象，并对其发病机制和治疗策略展开了进一步的研究。一旦发生 MRONJ 往往病情严重，治疗方法复杂，预后也较差，所以预防十分重要。目前认为通过口服给药方式较静脉注射更为安全。但我们必须要说明的是，在使用可能诱发 MRONJ 的药物时，临床医师和药师应综合评估患者的临床状况，通过对比使用此药物的收益和并发症，结合患者意愿，谨慎使用药物。

（刘　冰）

# 第二节 · 口腔局部相关风险因素

双膦酸盐等药物是 MRONJ 发病的主要风险因素，除此之外，包括颌骨的解剖形态、口腔炎症、口腔科手术等在内的颌骨局部风险因素对于疾病的进展也起到了相应的促进作用。

## 一、颌骨的解剖形态

下颌骨是 MRONJ 发生的解剖生理学危险因素。相比于累及上颌骨（22.5%）或同时累及上颌骨及下颌骨（4.5%）的 MRONJ，累及下颌骨的情况更为多见，概率可高达 73%～84%。这一现象很可能与上、下颌骨不同的血供来源及解剖形态密切相关。上颌骨血供丰富，接受包括上牙槽后动脉、眶下动脉、腭降动脉、蝶腭动脉等在内的多条动脉及附着的黏骨膜的滋养，抗感染力强，骨愈合速度快。而相比于上颌骨，下颌骨的血供主要来源于下牙槽动脉，其抗感染效果逊于上颌骨。同时下颌骨表层骨密质密度较大，周围有致密的肌肉及筋膜包绕，在发生炎症时缺乏较好的引流途径，这也会促进 MRONJ 的发生、发展。

## 二、炎症

### （一）牙周炎

牙周炎是由沉积在牙面及牙周袋内的菌斑、结石引起的牙周软、硬组织的感染，牙龈卟啉单胞菌是牙周疾病最重要的致病菌之一，其发病常累及牙龈组织及牙周膜、牙槽骨等牙周支持组织，造成牙槽骨吸收，导致牙槽骨高度降低。在 MRONJ 患者中，71%～84% 的患者伴发牙周炎，表明牙周炎可能是 MRONJ 发病的风险因素之一，其机制可能与炎症酸性微环境导致的伤口愈合受限相关。使用唑来膦酸盐处理小鼠并随后进行牙拔除术可以成功诱导出 MRONJ 的小鼠模型，有学者基于该模型小鼠，使用牙颈部结扎法诱导小鼠牙周炎的形成。实验结果表明，在使用唑来膦酸盐处理小鼠后拔除其患有牙周炎的牙齿加剧了 MRONJ 的发生，同时，控制牙周炎有效阻止了小鼠骨质的破坏，减缓了 MRONJ 的发展速度。这一动物实验证明了牙周炎加剧 MRONJ 的发生、发展。此外，有研究报道指出，MRONJ 与患者龈沟液中的 IL-1β（牙周炎标志物）浓度及血液中牙龈卟啉单胞菌特异性抗体滴度显著正相关，更进一步地验证了牙周炎对 MRONJ 发生的促进作用。因此，临床治疗中在患者使用 BP 前，应该积极有效地控制患者牙周炎，去除口腔牙周炎相关危险因素。由于烟酒使用对牙周炎具有促进作用，建议患者戒烟、戒酒，保持口腔卫生在预防 MRONJ 中也是非常必要的。

### （二）根尖周炎

根尖周炎症通常是由微生物感染根管所致的牙髓炎性反应发展而来，被认为是牙周炎之外的又一重要局部风险因素。研究表明，大多数患有根尖周炎的小鼠在经历过 BP 处理及患牙拔除术后表现出拔牙创愈合受损、骨坏死、死骨暴露等 MRONJ 症状，而未患有根尖周炎的小鼠在使用 BP 处理后并未出现相应症状。同时，根尖周炎作为局部促进因素还表现出了牙位特异性，上、下颌磨牙牙髓暴露以诱导根尖周炎的大鼠在接受了唑来膦酸盐处理及牙拔除术后，拔除下颌感染牙齿后发生 MRONJ 的概率最高。因此有学者提出猜想，在由于根尖周炎而接受牙拔除术，最终导致 MRONJ 发生、发展的病例中，并非所有的 MRONJ 都仅仅与牙拔除术相关，根尖周炎也可能是其发生的局部风险因素。因此，在使用 BP 之前，口腔科医师应该积极治疗患者的根尖周炎症以减少 MRONJ 的发生。

## 三、口腔科手术

### （一）牙拔除术

牙拔除术是 MRONJ 发生的常见局部风险因素，有拔牙史的患者发生 MRONJ 的概率是未经历拔牙术患者的 7～9 倍。拔牙创的愈合与患者的年龄、全身情况等多因素相关，在一般情况下，拔牙创在术后 1 周形成肉芽组织，术后 3～6 个月完成未成熟的骨质向成熟的骨组织的改建。然而在 MRONJ 的患者中，拔牙窝在 BP 的影响下经久不愈，最终导致 MRONJ。有学者对 MRONJ 相关口腔科风险因素进行系统分析，结果称，相比于

口腔卫生情况、义齿修复、口腔创伤等因素，有78 项研究报道了拔牙史与 MRONJ 的相关性，验证了牙拔除术是口腔科相关的局部风险中极为重要的因素之一。此外，研究提出，下颌牙齿的拔除及患有根尖周炎症牙齿的拔除可作为 MRONJ 发生的预测指标之一。而拔除牙的数目、拔除牙的解剖形态特征、牙拔除术的手术方式（手术切口的设计、是否涉及骨去除等），并未对 MRONJ 的发生产生明显影响。虽然牙拔除术对 MRONJ 发生起到了促进作用，但如上文所述，牙源性感染所致的颌骨炎性状态也被认为是 MRONJ 的局部风险因素，因此有学者提出不能将牙拔除术列为预防 MRONJ 发生的绝对禁忌证，对于局部感染的牙齿可以通过牙拔除术有效降低 MRONJ 的发生。

### （二）牙种植手术

牙种植手术已经成为现代社会牙列缺损修复的重要途径之一，然而越来越多的报道指出，MRONJ 的发病同样与牙种植手术及种植术后伴发的种植体周围炎相关。在服用抗骨吸收药物之前或同期行牙种植手术均会提升 MRONJ 的发病风险。同时，种植体植入颌骨后出现种植体周围炎的患者罹患 MRONJ 的风险更高，且疾病发展更加迅速。有研究表明，接受种植手术的患者中，长时间接受抗骨吸收药物治疗（超过 3 年）及在后牙区进行种植体植入也是 MRONJ 的风险因素。然而对于牙种植手术是否是 MRONJ 的局部危险因素这一观点，研究者并未达成共识。有学者表示，是否接受种植手术及是否进行骨粉充填并未对口服 BP 患者的 MRONJ 发病率产生显著影响。同时，在进行种植修复之前，对患者的口腔进行全面的清洁可以有效地避免 MRONJ 的发生。

## 四、不良义齿刺激

不良义齿包括不良活动义齿、不良固定修复义齿等，造成不良义齿修复的原因主要包括修复前准备不充分、印模精确度不足、义齿设计方案

欠佳等因素。由于不良修复体形态欠佳，往往会诱发患者口腔黏膜、牙周、根尖周、牙髓等部位出现病变。越来越多的研究者猜测，口腔义齿修复，特别是不良义齿的刺激同样为 MRONJ 发病的局部相关风险因素。有临床研究指出，在接受静脉注射 BP 等药物后，32.4% 接受活动义齿修复的患者以及 14.7% 接受固定义齿修复的患者发生了 MRONJ，明显高于未接受义齿修复的患者。在后续研究中，研究者对发生 MRONJ 患者所佩戴的活动义齿的贴合度进行了评估，结果显示所有的活动义齿均为不良修复体，而接受了固定义齿修复的 MRONJ 患者的基牙存在明显的牙周炎症。这一现象阐述了不良义齿所导致的口腔黏膜机械创伤、口腔清洁困难、牙周炎症等协同作用

对 MRONJ 发病的重要影响。

目前对于局部风险因素诱导 MRONJ 发生的作用机制的研究尚不完善。总的来说，牙拔除术、牙周炎、根尖周炎等相关局部风险因素改变了颌骨的微环境，促进了颌骨破坏、延迟了伤口的愈合，最终诱导了 MRONJ 的发生、发展。也有学者认为，MRONJ 的局部风险因素并非手术操作，而是颌骨感染导致的炎性环境诱导了骨暴露及骨坏死。不论如何，在使用抗骨吸收药物和抗血管生成药等药物之前，作为口腔科医师，一定要积极消除口腔炎症、保持口腔卫生、提前完成涉及颌骨的有创操作，而不应该逃避必要的有创操作，以彻底消除感染源。

（刘　冰　吴添福）

# 第三节 · 全身相关风险因素

在 MRONJ 的发生、发展过程中，药物的应用是最直接、最常见的危险因素，然而全身因素在疾病的发展中亦发挥着重要的促进作用。全身因素可以降低或改变颌骨对外来刺激及药物的抵抗力，使之易于患病，并可促进 MRONJ 的进展。MRONJ 的系统相关危险因素主要包括：系统性疾病的诱发、治疗方式的影响、个体特异性及不良生活习惯等。

## 一、系统性疾病

虽然 MRONJ 是发生于颌骨局部的疾病，但一些全身性疾病的发生会影响 MRONJ 的发生及进展，相关疾病如下。

### （一）糖尿病

有研究发现，MRONJ 患者中有 58% 合并糖尿病（主要为 2 型糖尿病）或空腹血糖受损，显著高于接受 BP 治疗但未患 MRONJ 者（12%）。目前，关于糖尿病增加 MRONJ 发生风险的机制尚不清楚。伤口愈合延迟、微血管功能改变和骨

代谢受损可能是糖尿病患者易发生 MRONJ 的原因。伤口愈合延迟主要发生在口腔科手术或创伤后控制不良的糖尿病患者身上。其次，糖尿病伴随的微血管缺血性病变、内皮细胞功能障碍、成骨细胞和骨细胞的凋亡增加、骨重塑减少等多种改变促进 MRONJ 发生。此外，糖尿病可诱导免疫细胞功能的改变、促进炎性反应、诱发慢性感染等，进而增加 MRONJ 的发生风险。

### （二）维生素 D 缺乏

目前，关于维生素 D 水平与 MRONJ 发生之间的关系尚缺乏一致的结论。有研究表明，较低的维生素 D 水平可以增加 MRONJ 的发生率。然而，另一项配对病例对照研究通过对 MRONJ 癌症患者及非 MRONJ 癌症患者的维生素 D 水平进行分析，发现其维生素 D 缺乏率并无显著性差异，提示维生素 D 缺乏可能并不促进 MRONJ 的发生。BP 治疗加上维生素 D 缺乏可能会使拔牙后口腔环境易受中性粒细胞损伤和细胞毒性 T 细胞的攻击，导致局部骨坏死。另外，有学者指出，上述相互作用导致的机体骨钙平衡失调和免疫功能受

损也是 MRONJ 发生的促进因素。

### （三）贫血和营养不良

新生血管或未成熟毛细血管是维持组织稳态、局部免疫和组织再生或修复的必要条件，特别是对于代谢、改建活跃的颌骨。贫血和营养不良导致颌骨局部血供不足，继而导致骨质营养缺乏而坏死。BP 抑制小血管及微血管的生成，降低骨骼血管数量，造成局部微环境缺血、缺氧。有基础研究结果提示，长期 BP 治疗可导致牙槽骨矿化增加和血管数量减少，这两个因素可能同时参与MRONJ 的病理生理过程。

### （四）免疫系统疾病（系统性红斑狼疮、类风湿关节病）

有学者指出，免疫系统可以参与骨质流失和骨质再生的过程。例如，αβT 细胞可以通过分泌炎症相关的细胞因子引起骨质流失，而 γδT 细胞在骨再生过程中发挥着重要的作用。在骨损伤部位，γδT 细胞分泌 IL-17A，使后者高度富集，并通过其对损伤相关间充质细胞的作用加速成骨。结合这些证据，部分学者推测患者免疫功能紊乱也是 MRONJ 可能的发病机制之一。

## 二、治疗相关因素

接受恶性肿瘤治疗及抗骨吸收治疗的患者是MRONJ 的易感群体。

### （一）恶性肿瘤、骨溶解症、骨转移性疾病等

这些患者大多需要抗骨吸收药物治疗。自问世以来，BP 曾被大量应用于因破骨细胞活性增强而导致的各种骨性疾病当中，对防治临床上常见的因恶性肿瘤骨转移而导致的骨相关事件，以及辅助治疗骨转移病灶具有良好效果。相关疾病包括乳腺癌、鼻咽癌、前列腺癌、胃癌、肺腺癌、直肠癌等。另外，恶性肿瘤患者大多处于免疫抑

制状态，这些因素提高了患者患 MRONJ 的风险。

### （二）放化疗、靶向治疗

恶性肿瘤患者常伴有放化疗史，放化疗会恶化局部颌骨的缺血、缺氧状态，这就导致了恶性肿瘤患者 MRONJ 的发病率高于健康对照组。例如，放射会诱导组织纤维萎缩，导致局部组织、内皮细胞等的损伤，受损的组织细胞释放大量的氧自由基，引起局部微血管栓塞，导致组织细胞缺血、缺氧、坏死。

### （三）糖皮质激素的使用

糖皮质激素可能通过抑制成骨细胞功能、促进成骨细胞和骨细胞凋亡、增加骨吸收、免疫抑制、影响伤口愈合和增加局部感染风险等途径增加 MRONJ 风险。有研究报道，大剂量、长疗程糖皮质激素的应用是骨坏死的危险因素，并且指出，3 个月内累积应用糖皮质激素超过 2 g 即会增加骨坏死的风险。

## 三、个体特异性

不同特征的人群中 MRONJ 的患病率亦表现出一定的差异，如性别、年龄、体重等，这些个体因素可能会影响 MRONJ 的发生、发展。国外研究发现，性别可能是一个危险因素，女性群体更易发生 MRONJ。然而，需要考虑的是，乳腺癌和骨质疏松症的罹患人群主要是女性群体，因此，接受抗骨吸收药物治疗的患者中女性占更大比例，这就间接导致了女性群体易患 MRONJ。另外，女性群体激素的改变在 MRONJ 的作用值得进一步研究。值得注意的是，国内研究尚无明确的性别倾向性。高龄可能是 MRONJ 的一个危险因素。年龄越大的患者，其患 MRONJ 的可能性也越大，这可能与高龄伴随的骨质疏松症、免疫基础性疾病等相关。研究发现，肥胖可能会增加 MRONJ 的发生。过度肥胖往往会伴随类固醇激素的使用增加。

## 四、不良习惯

一些不良的生活习惯，如烟酒过度，会增加 MRONJ 的发生率。抽烟使伤口愈合延迟。尼古丁还可能会加剧骨血管收缩，造成局部缺血状态，这可能是抽烟导致 MRONJ 的病理生理学基础。研究表明，吸烟可加速骨丧失，并独立于年龄和体重的作用。研究表明，吸烟可能通过两个机制对骨代谢产生影响：首先，烟碱抑制成骨细胞的增殖与细胞因子如 IL-6 与 TNF-α 的分泌；第二，动物实验表明吸烟可降低骨的某些生物性能，如骨的屈曲荷载、刚度、屈曲应力等。研究表明，慢性酒精摄入增加骨质疏松及骨坏死的风险。体内研究中，间歇性乙醇（酒精）摄入导致成骨细胞生成减少和破骨细胞生成增加。酒精使骨钙蛋白水平降低，导致骨吸收显著增加。从机制上，酒精对促炎细胞因子、氧化应激、雌激素、甲状旁腺激素-维生素 D、骨组织代谢通路等均具有一定的影响，从而对骨矿物质稳态产生干扰。然而，有研究指出，酒的饮用并不会直接导致 MRONJ 的发生，但会通过口腔损伤（如牙周疾病、伤口愈合延迟等）从而间接促进 MRONJ 的发展。

## 五、其他因素

近期的研究发现，不同种族的骨质疏松症患者经 BP 药物治疗，颌骨坏死的发生率存在差异。

研究数据表明，白种人中 MRONJ 的发病率显著高于黑种人，这提示遗传背景对 MRONJ 的发生可能有潜在影响。另外，多种危险因素的联合使得 MRONJ 的发生率大大增高。有研究指出，BP 使用者常合并其他基础疾病，可能同时接受激素或化学药物治疗，导致其免疫功能紊乱，从而诱发 MRONJ。

由于 MRONJ 的发病机制不明，早期诊断较为困难，治疗效果仍不佳，因此预防 MRONJ、降低患病风险显得尤为重要，而这需要医生和患者的共同努力。对于临床医生来说，详细而全面的病史采集，筛选高危人群显得尤为重要；而对于患者来说，良好的依从性及报告相关病史及药物治疗史是预防该病的关键环节。另外，在临床工作中应收集相关资料，进行深入的基础研究，有望进一步阐释疾病的发生、发展机制，从而为临床进行合理有效的治疗奠定基础。

综上所述，MRONJ 并不只是口腔局部疾病，往往受全身系统性因素的影响。口腔科医生在进行诊断治疗时应具有全局观，综合考虑患者全身因素，尤其是患者的系统病史以及既往治疗史，这在早期明确诊断中至关重要。同时，高危人群的用药及手术治疗要格外慎重。口腔科医生还要具备相关药物知识，积极与内科医生交流学习，构建多学科会诊机制，针对高危人群建立合理的治疗方案，以减少 MRONJ 的发生。

（刘　冰　邓伟伟）

# 第四节 · 遗传相关影响因素

虽然 MRONJ 发病机制现在仍未阐明，但只有少部分使用 BP 的患者会发生 MRONJ，因此，MRONJ 可能不仅受药物、局部和系统影响，遗传因素也在其中起重要作用。有研究表明，MRONJ 的发生确实存在遗传差异性，并且发病率在具有不同遗传多态性的人群中有所不同。既往研究报道，遗传因素可以通过调节骨重塑、炎症、血管生成等方面从而影响 MRONJ 的发生与发展。

## 一、骨重塑

骨重塑涉及破骨细胞吸收矿化骨，成骨细胞形成骨基质和矿化。破骨细胞活性的增加与骨细胞、成骨细胞的大量凋亡会抑制骨形成，扰乱骨重建和修复系统，从而不能够及时对微损伤进行有效的修复，进一步发展成骨髓水肿或者骨坏死。

沉默信息调节因子 2 相关酶 1（SIRT1）在生物体内的骨重建过程中发挥重要作用，尤其是促进骨形成。SIRT1 通过促进成骨细胞分化和抑制破骨细胞和骨髓脂肪细胞形成来调节骨重塑，因此成骨细胞或破骨细胞中 *SIRT1* 的缺失，或者 *SIRT1* 基因启动子区域 rs932658 变异基因抑制 *SIRT1* 的表达，均会导致骨量的降低。

谷氨酸信号通路调节骨形成和重吸收。代谢性谷氨酸受体 4（*GRM4*）基因在骨细胞中的表达影响了成骨细胞的分化和活性，并对骨重塑和成骨-破骨平衡起着重要的作用。*GRM4* 基因的缺乏被证明与多种肿瘤的不良预后相关，比如恶性神经胶质瘤、横纹肌肉瘤与多发性骨髓瘤等。总之，GRM4 会增加癌症骨转移的风险，而癌症骨转移会提高 MRONJ 的发病风险。

有研究表明，参与破骨细胞激活、分化和骨重塑的几个候选基因，如转化生长因子 b1（*TGFb1*）、基质金属蛋白酶 2（*MMP2*）、过氧化物酶体增殖物激活受体 γ（*PPARG*）等基因的遗传多态性均与 MRONJ 的发生显著相关。

## 二、炎症

组织蛋白酶 B（CTSB）是重要的溶酶体半胱氨酸蛋白酶，*CTSB* 基因被观察到参与巨噬细胞介导的炎症反应，从而影响 MRONJ 的进程。B 淋巴酪氨酸激酶（*BLK*）基因则可通过刺激金属蛋白酶-9 的分泌、促进炎症反应从而提高 MRONJ 的风险水平。

## 三、血管生成

在患有 MRONJ 的女性患者中，血管内皮生长因子（VEGF）基因多态性可能与患者对 MRONJ 的易感性有关。在 MRONJ 患者中，非坏死区域或急性炎症区域的 VEGF 表达降低可能会影响血管生成，正常的血管生成是组织修复的核心，而 VEGF 是骨修复过程中血管生成和成骨耦合的主要信号，从而进一步影响了组织修复过程中的营养与氧气供应。

在 MRONJ 患者和未患病人群间 *CYP2C8* 的分布有着显著的差异。*CYP2C8* 基因编码是细胞色素 p450 酶超家族的一个成员。细胞色素 p450 蛋白是一种单加氧酶，催化药物代谢和胆固醇、类固醇等脂类的合成。该蛋白定位于内质网，众所周知，这种酶能代谢多种外源性物质，该蛋白主要在肝脏中表达，在肝脏中它参与许多药物的代谢，然而 BP 不被 p450 酶代谢，*CYP2C8* 上的多态性可能不会以这种方式参与 MRONJ 的出现。因此推测这种关联是通过可能受 CYP2C8 影响的其他代谢途径，例如 CYP2C8 将花生四烯酸代谢为环氧碳三烯酸，在血管张力和心血管稳态的调节中发挥关键作用，由于 MRONJ 是一种缺血性坏死，所以 *CYP2C8* 变异体更可能是通过影响血管生成增加骨坏死的可能性。

## 四、其他

（1）小 GTP 酶：法尼基二磷酸法尼基转移酶 1（*FDFT1*）基因编码角鲨烯合酶，角鲨烯合酶是甲羟戊酸通路中的一种相关酶。该通路在细胞中产生胆固醇，同时产生法尼基和香叶基香叶基，这些基团附着于小 GTP 酶、膜运输的关键调节器和细胞骨架。含氮 BP 抑制了甲羟戊酸通路下游香叶基香叶基二磷酸的合成，从而破坏了正常的破骨细胞功能并诱导破骨细胞凋亡。因此，角鲨烯合酶的低表达可能会降低对小 GTP 酶活化的竞争性抑制，从而改变含氮 BP 对破骨细胞的作用。

（2）糖尿病：B 淋巴酪氨酸激酶（*BLK*）基因编码的原癌基因家族的非受体酪氨酸激酶，刺激胰岛素合成和分泌以响应葡萄糖，并促进几种胰腺 β 细胞转录因子的表达。*BLK* 缺乏被证明与糖尿病有关，而糖尿病是 MRONJ 的危险因素。

综上所述，不同基因的遗传多态性对于 MRONJ

的发生和发展产生一定影响：这种多态性涉及骨重塑、炎症和血管生成等多个调节机制，导致不同个体或不同种族之间疾病风险、药物反应、不良反应或治疗效果存在潜在差异。虽然有多项研究表明基因多态性与 MRONJ 的发病机制有关，但目前尚未明确任何具体的基因作用机制；因此，目前无法将这些发现推广到其他背景的不同个体，达到提供个体化预测和治疗策略的目的。

尽管如此，进一步研究遗传多态性与 MRONJ 之间的关系有助于更好地理解该疾病的发生机制，并为预防和治疗提供新的策略。未来应从不同遗传多态性的角度深入研究 MRONJ 的发展方向，以揭示其发生的机制并提供个体化预测和治疗策略。然而，这方面的研究需要克服样本数量和技术手段的限制，因此还有待进一步发展。

（刘　冰　林　皓）

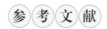 参 考 文 献

［1］ 陈方园，黄桂林.药物相关性颌骨坏死的研究及进展［J］.临床口腔医学杂志，2019，35（06）：377-380.

［2］ 陈天洪，李景峰.RANKL/RANK 通路及其靶向药物地诺单抗在骨科疾病中的应用［J］.骨科，2022，13（2）：181-187.

［3］ 方欢，陈成龙，郭强，等.舒尼替尼 2/1 方案与 4/2 方案治疗转移性肾癌临床研究 Meta 分析［J］.中华肿瘤防治杂志，2019，26（9）：654-666.

［4］ 郭陟永，刘济远，李春洁，等.药物相关性颌骨坏死发病机制的研究进展［J］.国际口腔医学杂志，2020，47（06）：717-724.

［5］ 何悦，李晓光.放射性颌骨坏死的防治［J］.口腔疾病防治，2019，27（03）：143-152.

［6］ 胡亚杰，韩天，陆滔，等.肿瘤相关巨噬细胞参与贝伐单抗耐药机制的研究进展［J］.药学研究，2022，41（5）：322-325.

［7］ 胡奕奕，王宏勤，段虎斌，等.贝伐单抗联合治疗方案在胶质母细胞瘤 Ⅱ 期 / Ⅲ 期临床试验的研究进展［J］.中西医结合心脑血管病杂志，2021，19（12）：2029-2034.

［8］ 胡媛，耿倩倩，樊扬威，等.索拉非尼治疗转移性肾癌的疗效与安全性观察［J］.现代肿瘤医学，2019，27（18）：3276-3280.

［9］ 戢晓，朱桂全.维生素 D 与药物相关性颌骨坏死关系的研究进展［J］.国际口腔医学杂志，2022，49（4）：441-447.

［10］ 李梅，宋向奇，张卫红，等.抗血管药物治疗在新诊断胶质母细胞瘤中的网状 meta 分析［J］.现代预防医学，2017，44（11）：2103-2107.

［11］ 刘星洲，涂水平.贝伐单抗治疗结直肠癌的耐药机制研究进展［J］.医学综述，2017，23（15）：2972-2977.

［12］ 马燕华，王覃，李静，等.双膦酸盐相关性颌骨坏死的研究进展［J］.中华骨质疏松和骨矿盐疾病杂志，2021，14（5）：544-552.

［13］ 潘剑，刘济远.药物相关性颌骨坏死的发病机制及其防治［J］.华西口腔医学杂志，2021，39（3）：245-254.

［14］ 潘行滔，孙强.骨质疏松新药-地洛单抗研究进展［J］.中国骨质疏松杂志，2015，21（11）：1376-1380.

［15］ 申意伟，徐西林，张晓峰，等.酒精对骨组织代谢影响机制的研究进展［J］.中国骨质疏松杂志，2020，26（02）：298-301.

［16］ 孙国文，田美.药物相关性颌骨坏死不同阶段治疗方法述评［J］.口腔颌面外科杂志，2022，32（3）：135-143.

［17］ 王诗玮，李玉姝.糖皮质激素诱导骨坏死［J］.中华骨质疏松和骨矿盐疾病杂志，2021，14（04）：404-411.

［18］ 王晓琴，高慧，刘静静，等.索拉菲尼与舒尼替尼对转移性肾细胞癌患者的近远期疗效及预后影响因素分析［J］.中国肿瘤临床与康复，2019，26（12）：1467-1470.

［19］ 杨彪，黄碧.男性吸烟烟龄和吸烟量与骨密度关系［J］.实用预防医学，2010，17（12）：2464-2466.

［20］ 杨涛，魏建华，雷德林，等.药物相关性颌骨坏死的研究进展［J］.现代肿瘤医学，2020，28（6）：1039-1042.

［21］ 赵婷婷，肖水芳.双膦酸盐相关性颌骨坏死的研究进展［J］.临床耳鼻咽喉头颈外科杂志，2016，30（7）：589-592.

［22］ Abel Mahedi Mohamed H, Nielsen C E N, Schiodt M. Medication related osteonecrosis of the jaws associated with targeted therapy as monotherapy and in combination with antiresorptives. A report of 7 cases from the Copenhagen Cohort［J］. Oral Surg Oral Med Oral Pathol Oral Radiol, 2018, 125(2): 157-163.

［23］ Aguiar Bujanda D, Bohn Sarmiento U, Cabrera Suárez M A, et al. Assessment of renal toxicity and osteonecrosis of the jaws in patients receiving zoledronic acid for bone metastasis［J］. Ann Oncol, 2007, 18(3): 556-560.

［24］ Aguirre J I, Castillo E J, Kimmel D B. Preclinical models of medication-related osteonecrosis of the jaw (MRONJ)［J］. Bone, 2021, 153: 116184.

［25］ Arduino P G, Menegatti E, Scoletta M, et al. Vascular endothelial growth factor genetic polymorphisms and haplotypes in female patients with bisphosphonate-related osteonecrosis of the jaws［J］. J Oral Pathol Med, 2011, 40(6): 510-515.

［26］ Badros A, Weikel D, Salama A, et al. Osteonecrosis of the jaw in multiple myeloma patients: clinical features and risk factors［J］. J Clin Oncol, 2006, 24(6): 945-952.

［27］ Bedogni A, Bettini G, Bedogni G, et al. Is vitamin D deficiency a risk factor for osteonecrosis of the jaw in patients with cancer? A matched case-control study［J］. J Craniomaxillofac Surg, 2019, 47(8): 1203-1208.

［28］ Bell B M, Bell R E. Oral bisphosphonates and dental implants: a retrospective study［J］. J Oral Maxillofac Surg, 2008, 66(5): 1022-1024.

［29］ Bermúdez-Bejarano E B, Serrera-Figallo M Á, Gutiérrez-Corrales A, et al. Prophylaxis and antibiotic therapy in management protocols of patients treated with oral and intravenous bisphosphonates［J］. J Clin Exp Dent, 2017, 9(1): e141-e149.

［30］ Bodor J N, Boumber Y, Borghaei H. Biomarkers for immune checkpoint inhibition in non-small cell lung cancer (NSCLC)［J］. Cancer, 2020, 126(2): 260-270.

［31］ Bolette A, Lecloux G, Rompen E, et al. Influence of induced infection in medication-related osteonecrosis of the jaw development after tooth extraction: a study in rats［J］. J Cranio-MaxilloFac Surg, 2019, 47(2): 349-356.

［32］ Brakspear K S, Mason D J. Glutamate signaling in bone［J］. Front Endocrinol (Lausanne), 2012, 3: 97.

［33］ Brown J E, Coleman R E. The present and future role of bisphosphonates in the management of patients with breast cancer［J］. Breast Cancer Res, 2002, 4(1): 24-29.

［34］ Capdevila J H, Falck J R, Harris R C. Cytochrome p450 and arachidonic acid bioactivation. Molecular and functional properties of the arachidonate monooxygenase［J］. J Lipid Res, 2000, 41(2): 163-181.

［35］ Carlson E R, Basile J D. The role of surgical resection in the management of bisphosphonate-related osteonecrosis of the jaws［J］. J Oral Maxillofac Surg, 2009, 67(5 Suppl): 85-95.

［36］ Cerrato A, Zanette G, Boccuto M, et al. Actinomyces and MRONJ: a retrospective study and a literature review［J］. J Stomatol Oral Maxillofac Surg, 2021, 122(5): 499-504.

［37］ Choi H, Lee J H, Kim H J, et al. Genetic association between VEGF polymorphisms and BRONJ in the Korean population［J］. Oral Dis, 2015, 21(7): 866-871.

［38］ De Gobbi M, Viprakasit V, Hughes J R, et al. A regulatory SNP causes a human genetic disease by creating a new transcriptional promoter ［J］. Science, 2006, 312(5777): 1215-1217.

［39］ de Mingo Á, de Gregorio E, Moles A, et al. Cysteine cathepsins control hepatic NF-κB-dependent inflammation via sirtuin-1 regulation ［J］. Cell Death Dis, 2016, 7(11): e2464.

［40］ Estilo C L, Van Poznak C H, Wiliams T, et al. Osteonecrosis of the maxilla and mandible in patients with advanced cancer treated with bisphosphonate therapy［J］. Oncologist, 2008, 13(8): 911-920.

［41］ Ferlito S, Puzzo S, Liardo C. Preventive protocol for tooth extractions in patients treated with zoledronate: a case series［J］. J Oral Maxillofac Surg, 2011, 69(6): e1-e4.

［42］ Ferneini E M. Medication-related osteonecrosis of the jaw (MRONJ)［J］. J Oral Maxillofac Surg, 2021, 79(8): 1801-1802.

［43］ Filleul O, Crompot E, Saussez S. Bisphosphonate-induced osteonecrosis of the jaw: a review of 2,400 patient cases［J］. J Cancer Res Clin Oncol, 2010, 136(8): 1117-1124.

［44］ Fleisher K E, Pham S, Raad R A, et al. Does fluorodeoxyglucose positron emission tomography with computed tomography facilitate treatment of medication-related osteonecrosis of the Jaw?［J］. J Oral Maxillofac Surg, 2016, 74(5): 945-958.

［45］ Hasegawa T, Hayashida S, Kondo E, et al. Medication-related osteonecrosis of the jaw after tooth extraction in cancer patients: a multicenter retrospective study［J］. Osteoporosis Int, 2019, 30(1): 231-239.

［46］ Hasegawa T, Kawakita A, Ueda N, et al. A multicenter retrospective study of the risk factors associated with medication-related osteonecrosis of the jaw after tooth extraction in patients receiving oral bisphosphonate therapy: can primary wound closure and a drug holiday really prevent MRONJ?［J］. Osteoporos Int, 2017, 28(8): 2465-2473.

［47］ Heim N, Warwas F B, Wilms C T, et al. Vitamin D (25-OHD) deficiency may increase the prevalence of medication-related osteonecrosis of the jaw［J］. J Craniomaxillofac Surg, 2017, 45(12): 2068-2074.

［48］ Hoff A O, Toth B B, Altundag K, et al. Frequency and risk factors associated with osteonecrosis of the jaw in cancer patients treated with intravenous bisphosphonates［J］. J Bone Miner Res, 2008, 23(6): 826-836.

［49］ Hokugo A, Christensen R, Chung E M, et al. Increased prevalence of bisphosphonate-related osteonecrosis of the jaw with vitamin D deficiency in rats［J］. J Bone Miner Res, 2010, 25(6): 1337-1349.

［50］ Jadu F, Lee L, Pharoah M, et al. A retrospective study assessing the incidence, risk factors and comorbidities of pamidronate-related necrosis of the jaws in multiple myeloma patients［J］. Ann Oncol, 2007, 18(12): 2015-2019.

［51］ Kanwar N, Bakr M M, Meer M, et al. Emerging therapies with potential risks of medicine-related osteonecrosis of the jaw: a review of the literature［J］. Br Dent J, 2020, 228(11): 886-892.

［52］ Katz J, Gong Y, Salmasinia D, et al. Genetic polymorphisms and other risk factors associated with bisphosphonate induced osteonecrosis of the jaw [ J ]. Int J Oral Maxillofac Surg, 2011, 40(6): 605-611.

[ 53 ] Khan A A, Morrison A, Hanley D A, et al. Diagnosis and management of osteonecrosis of the jaw: a systematic review and international consensus [ J ]. J Bone Miner Res, 2015, 30(1): 3-23.

[ 54 ] Khan A, Morrison A, Cheung A, et al. Osteonecrosis of the jaw (ONJ): diagnosis and management in 2015 [ J ]. Osteoporos Int, 2016, 27(3): 853-859.

[ 55 ] Kim H N, Han L, Iyer S, et al. Sirtuin 1 suppresses osteoclastogenesis by deacetylating FoxOs [ J ]. Mol Endocrinol, 2015, 29(10): 1498-1509.

[ 56 ] Kim S, Mun S, Shin W, et al. Identification of potentially pathogenic variants associated with recurrence in medication-related osteonecrosis of the Jaw (MRONJ) patients using whole-exome sequencing [ J ]. J Clin Med, 2022, 11(8): 2145.

[ 57 ] Kim S Y, Ok H G, Birkenmaier C, et al. Can denosumab be a substitute, competitor, or complement to bisphosphonates? [ J ]. Korean J Pain, 2017, 30(2): 86-92.

[ 58 ] Kim T, Kim S, Song M, et al. Removal of pre-existing periodontal inflammatory condition before tooth extraction ameliorates medication-related osteonecrosis of the jaw-like lesion in mice [ J ]. Am J Pathol, 2018, 188(10): 2318-2327.

[ 59 ] Klingelhöffer C, Klingelhöffer M, Müller S, et al. Can dental panoramic radiographic findings serve as indicators for the development of medication-related osteonecrosis of the jaw? [ J ]. Dentomaxillofac Radiol, 2016, 45(5): 20160065.

[ 60 ] Koch F P, Walter C, Hansen T, et al. Osteonecrosis of the jaw related to sunitinib [ J ]. Oral Maxillofacial Surgery, 2011, 15(1): 63-66.

[ 61 ] Kos M. Incidence and risk predictors for osteonecrosis of the jaw in cancer patients treated with intravenous bisphosphonates [ J ]. Arch Med Sci, 2015, 11(2): 319-324.

[ 62 ] Kostenuik P J, Smith S Y, Jolette J, et al. Decreased bone remodeling and porosity are associated with improved bone strength in ovariectomized cynomolgus monkeys treated with denosumab, a fully human RANKL antibody [ J ]. Bone, 2011, 49(2): 151-161.

[ 63 ] Kün-Darbois J D, Libouban H, Mabilleau G, et al. Bone mineralization and vascularization in bisphosphonate-related osteonecrosis of the jaw: an experimental study in the rat [ J ]. Clinical Oral Investigations, 2018, 22(9): 2997-3006.

[ 64 ] Lai X S, Yang L P, Li X T, et al. Human CYP2C8: structure, substrate specificity, inhibitor selectivity, inducers and polymorphisms [ J ]. Curr Drug Metab, 2009, 10(9): 1009-1047.

[ 65 ] Langemeyer L, Fröhlich F, Ungermann C. Rab GTPase function in endosome and lysosome biogenesis [ J ]. Trends Cell Biol, 2018, 28(11): 957-970.

[ 66 ] Lawson C D, Ridley A J. Rho GTPase signaling complexes in cell migration and invasion [ J ]. J Cell Biol, 2018, 217(2): 447-457.

[ 67 ] McGowan K, McGowan T, Ivanovski S. Risk factors for medication-related osteonecrosis of the jaws: a systematic review [ J ]. Oral Dis, 2018, 24(4): 527-536.

[ 68 ] Miyaoka D, Inaba M, Imanishi Y, et al. Denosumab improves glomerular filtration rate in osteoporotic patients with normal kidney function by lowering serum phosphorus [ J ]. J Bone Miner Res, 2019, 34(11): 2028-2035.

[ 69 ] Molcho S, Peer A, Berg T, et al. Diabetes microvascular disease and the risk for bisphosphonate-related osteonecrosis of the jaw: a single center study [ J ]. J Clin Endocrinol Metab, 2013, 98(11): E1807-E1812.

[ 70 ] Monkkonen H, Auriola S, Lehenkari P, et al. A new endogenous ATP analog (ApppI) inhibits the mitochondrial adenine nucleotide translocase (ANT) and is responsible for the apoptosis induced by nitrogen-containing bisphosphonates [ J ]. Br J Pharmacol, 2006, 147(4): 437-445.

[ 71 ] Niibe K, Ouchi T, Iwasaki R, et al. Osteonecrosis of the jaw in patients with dental prostheses being treated with bisphosphonates or denosumab [ J ]. J Prosthodont Res, 2015, 59(1): 3-5.

[ 72 ] Nisi M, La Ferla F, Karapetsa D, et al. Risk factors influencing BRONJ staging in patients receiving intravenous bisphosphonates: a multivariate analysis [ J ]. Int J Oral Maxillofac Surg, 2015, 44(5): 586-591.

[ 73 ] Ohga N, Yamazaki Y, Tsuboi K, et al. Healing of osteonecrosis of the jaw (ONJ) after discontinuation of denosumab in a patient with bone metastases of colorectal cancer: a case report and hypothesis [ J ]. Quintessence Int, 2015, 46(7): 621-626.

[ 74 ] Ono T, Okamoto K, Nakashima T, et al. IL-17-producing γδ T cells enhance bone regeneration [ J ]. Nat Commun, 2016, 7: 10928.

[ 75 ] Ory S, Brazier H, Pawlak G, et al. Rho GTPases in osteoclasts: orchestrators of podosome arrangement [ J ]. Eur J Cell Biol, 2008, 87(8-9): 469-477.

[ 76 ] Pautke C, Bauer F, Otto S, et al. Fluorescence-guided bone resection in bisphosphonate-related osteonecrosis of the jaws: first clinical results of a prospective pilot study [ J ]. J Oral Maxillofac Surg, 2011, 69(1): 84-91.

[ 77 ] Peer A, Khamaisi M. Diabetes as a risk factor for medication-related osteonecrosis of the jaw [ J ]. J Dent Res, 2015, 94(2): 252-260.

[ 78 ] Pichardo S E C, van der Hee J G, Fiocco M, et al. Dental implants as risk factors for patients with medication-related osteonecrosis of the jaws (MRONJ) [ J ]. Br J Oral Maxillofac Surg, 2020, 58(7): 771-776.

[ 79 ] Pichardo S E, Kuijpers S C, van Merkesteyn J P. Bisphosphonate-related osteonecrosis of the jaws: cohort study of surgical treatment

results in seventy-four stage II/III patients［J］. J Craniomaxillofac Surg, 2016, 44(9): 1216-1220.

［80］ Quispe D, Shi R, Burton G. Osteonecrosis of the jaw in patients with metastatic breast cancer: ethnic and socio-economic aspects［J］. Breast J, 2011, 17(5): 510-513.

［81］ Reid I R, Bolland M J, Grey A B. Is bisphosphonate-associated osteonecrosis of the jaw caused by soft tissue toxicity?［J］. Bone, 2007, 41(3): 318-320.

［82］ Ruggiero S L, Dodson T B, Fantasia J, et al. American association of oral and maxillofacial surgeons position paper on medication-related osteonecrosis of the jaw — 2014 update［J］. J Oral Maxillofac Surg, 2014, 72(10): 1938-1956.

［83］ Saad F, Brown J E, Van Poznak C, et al. Incidence, risk factors, and outcomes of osteonecrosis of the jaw: integrated analysis from three blinded active-controlled phase III trials in cancer patients with bone metastases［J］. Ann Oncol, 2012, 23(5): 1341-1347.

［84］ Santossilva A R, Rosa G A B, Júnior G D C, et al. Osteonecrosis of the mandible associated with bevacizumab therapy［J］. Brain Stimulation, 2013, 115(6): e32-e36.

［85］ Sarasquete M E, González M, San Miguel J F, et al. Bisphosphonate-related osteonecrosis: genetic and acquired risk factors［J］. Oral Dis, 2009, 15(6): 382-387.

［86］ Shin J W, Kim J E, Huh K H, et al. Clinical and panoramic radiographic features of osteomyelitis of the jaw: a comparison between antiresorptive medication-related and medication-unrelated conditions［J］. Imaging Sci Dent, 2019, 49(4): 287-294.

［87］ Shin J W, Kim J E, Huh K H, et al. Computed tomography imaging features of osteomyelitis of the jaw: comparison between antiresorptive medication-related conditions and medication-unrelated conditions［J］. Oral Surg Oral Med Oral Pathol Oral Radiol, 2020, 129(6): 629-634.

［88］ Sneed G T, Lee S, Brown J N, et al. The role of pazopanib in non-clear cell renal cell carcinoma: a systematic review［J］. Clinical Genitourinary Cancer, 2019, 17(6): 419-424.

［89］ Soundia A, Hadaya D, Esfandi N, et al. Osteonecrosis of the jaws (ONJ) in mice after extraction of teeth with periradicular disease［J］. Bone, 2016, 90: 133-141.

［90］ Stepulak A, Luksch H, Gebhardt C, et al. Expression of glutamate receptor subunits in human cancers［J］. Histochem Cell Biol, 2009, 132(4): 435-445.

［91］ Takano T, Lin J H, Arcuino G, et al. Glutamate release promotes growth of malignant gliomas［J］. Nat Med, 2001, 7(9): 1010-1015.

［92］ Tsao C, Darby I, Ebeling P R, et al. Oral health risk factors for bisphosphonate-associated jaw osteonecrosis［J］. J Oral Maxillofac Surg, 2013, 71(8): 1360-1366.

［93］ Viccica G, Vignali E, Marcocci C. Role of the cholesterol biosynthetic pathway in osteoblastic differentiation［J］. J Endocrinol Invest, 2007, 30(6 Suppl): 8-12.

［94］ Voskaridou E, Ntanasis-Stathopoulos I, Papaefstathiou A, et al. Denosumab in transfusion-dependent thalassemia osteoporosis: a randomized, placebo-controlled, double-blind phase IIb clinical trial［J］. Blood Adv, 2018, 2(21): 2837-2847.

［95］ Wessel J H, Dodson T B, Zavras A I. Zoledronate, smoking, and obesity are strong risk factors for osteonecrosis of the jaw: a case-control study［J］. J Oral Maxillofac Surg, 2008, 66(4): 625-631.

［96］ Wick A, Bankosegger P, Otto S, et al. Risk factors associated with onset of medication-related osteonecrosis of the jaw in patients treated with denosumab［J］. Clinical Oral Investigations, 2022, 26(3): 2839-2852.

［97］ Yamazaki T, Yamori M, Ishizaki T, et al. Increased incidence of osteonecrosis of the jaw after tooth extraction in patients treated with bisphosphonates: a cohort study［J］. Int J Oral Maxillofac Surg, 2012, 41(11): 1397-1403.

［98］ Yang G, Collins J M, Rafiee R, et al. SIRT1 gene SNP rs932658 is associated with medication-related osteonecrosis of the jaw［J］. J Bone Miner Res, 2021, 36(2): 347-356.

［99］ Yang G, Hamadeh I S, Katz J, et al. SIRT1/HERC4 locus associated with bisphosphonate-induced osteonecrosis of the jaw: an exome-wide association analysis［J］. J Bone Miner Res, 2018, 33(1): 91-98.

［100］ Yang G, Singh S, McDonough C W, et al. Genome-wide association study identified chromosome 8 locus associated with medication-related osteonecrosis of the jaw［J］. Clin Pharmacol Ther, 2021, 110(6): 1558-1569.

［101］ Yoneda T, Hagino H, Sugimoto T, et al. Bisphosphonate-related osteonecrosis of the jaw: position paper from the Allied Task Force Committee of Japanese Society for Bone and Mineral Research, Japan Osteoporosis Society, Japanese Society of Periodontology, Japanese Society for Oral and Maxillofacial Radiology, and Japanese Society of Oral and Maxillofacial Surgeons［J］. J Bone Miner Metab, 2010, 28(4):365-383.

［102］ Zirk M, Kreppel M, Buller J, et al. The impact of surgical intervention and antibiotics on MRONJ stage II and III — retrospective study ［J］. J Craniomaxillofac Surg, 2017, 45(8): 1183-1189.

［103］ Zwart T C, Moes D J A R, van der Boog P J M, et al. Model-informed precision dosing of everolimus: external validation in adult renal transplant recipients［J］. Clin Pharmacokinet, 2021, 60(2): 191-203.

第四章

# 药物相关性颌骨坏死的诊断

## 第一节 · 临床表现

对于药物相关性颌骨坏死发生的部位，下颌骨较上颌骨多见，后牙区较前牙区多见。随着骨坏死的进展，上颌骨病变可以波及颧骨、眼眶甚至颅底。

药物相关性颌骨坏死初期表现为颌骨病变部位间歇性或持续针刺样疼痛、黏膜肿胀、红斑和溃疡。随着病情的进展，病变区域的牙齿出现疼痛和松动，最终脱落或被拔除。周围的牙龈软组织红、肿、溢脓，或有明显的炎性肉芽组织增生（图4-1）。患牙脱落或者被拔除后，创面不愈合，局部牙槽骨坏死并暴露于口腔中，出现口内瘘口。患者出现疼痛，可有明显口臭。

死骨外露是该类型骨坏死的特征性临床表现，可出现在多数患者中。不同患者、不同病变阶段，死骨外露的范围差异较大，可以仅表现为牙槽突边缘小范围的外露，也可以表现为大范围的死骨外露（图4-2）。但是，死骨外露的多少不一定代表真实的死骨范围，也就是说，死骨外露的范围和疾病严重程度并不直接相关。

发生于下颌骨的药物相关性颌骨坏死，可累及下牙槽神经，出现下唇、颏部皮肤以及下前牙及牙龈的麻木。下唇麻木可发生于病变的早期，也可在病变进展至晚期、发生病理性骨折时出现。由于颌骨转移癌侵犯下牙槽神经后也可出现下唇麻木症状，临床需要对两者进行鉴别。

随着病变的进展，病变范围逐渐增大或者大范围死骨切除后，可出现下颌骨病理性骨折，其

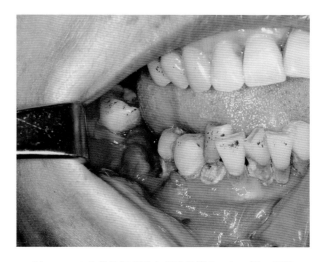

图4-1 口内软组织炎性肉芽组织增生、红、肿、溢脓

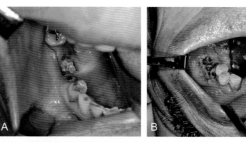

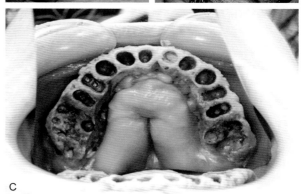

图4-2 A～C.口内可见死骨外露，范围大小不一

至可出现下颌骨偏斜畸形（图4-3）。下颌骨病变可在下颌体或下颌角下方皮肤形成口外瘘口（图4-4）。上颌骨病变随着疾病的进展，后期可出现口腔-上颌窦瘘以及口鼻腔交通，严重者出现眶部感染（图4-5）。这些症状严重影响患者的咀嚼、发音、张口、呼吸等功能，并伴随明显的疼痛，严重影响患者的生活质量。

当患者免疫功能下降或者局部瘘口引流不畅时，可出现急性化脓性感染症状。表现为软组织发红、肿胀、引流物增多，疼痛加剧，局部脓肿形成，甚至进展为头颈部多间隙感染，严重时可危及患者生命安全。

患者常伴有体质衰弱、营养不良、消瘦和贫血等全身症状，以及和原发疾病相关的临床表现。一般来说，药物相关性颌骨坏死和口腔内局部创伤和感染因素有关，但据报道也存在部分病例颌骨坏死自发出现，和诱发因素无关。自发骨坏死病例有其特殊的解剖特点，常发生于下颌和上颌的后部，该部位黏膜较薄。自发骨坏死病例最常见的初步症状是口腔不适感，比如口腔黏膜有烧灼样感觉，随后出现经久不愈的溃疡，疼痛明显，最终出现黏膜裂开、死骨暴露。但也有学者认为并不存在自发的颌骨坏死，这种情况应由潜在的牙齿或牙周来源的感染因素引起。

药物相关性颌骨坏死的病变进展速度在不同患者之间存在一定差异。在给予相同的非手术治

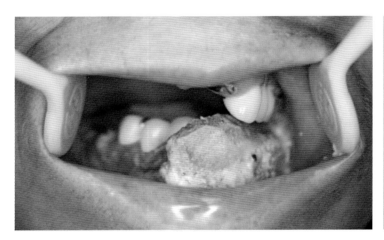

**图4-3** 病理性骨折伴下颌偏斜

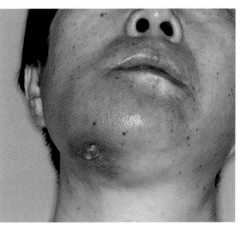

**图4-4** 下颌骨骨坏死，口外皮肤出现瘘口

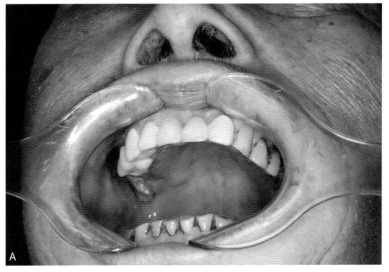

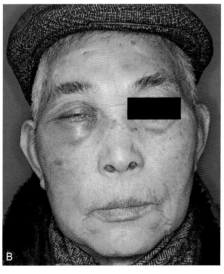

**图4-5** A、B.上颌骨骨坏死造成口腔上颌窦瘘，眶部感染

疗或未进行任何临床干预的情况下，部分患者的病变可长期停留在病变早期，或者进展缓慢；而有的患者则病变迅速进展至病变晚期。

（安金刚）

# 第二节 · 影像学表现

根据 AAOMS 的指南，依靠患者的病史和临床表现即可做出药物相关性颌骨坏死的诊断，影像学检查并不是疾病诊断的必要条件。但影像学检查在发现早期病变、评估病变范围、监测病变进展、鉴别肿瘤骨转移及制订治疗计划等方面的作用不可或缺。

全口曲面体层片、螺旋 CT、锥形束 CT（CBCT）、磁共振（MRI）等影像学检查手段可显示药物相关性颌骨坏死的多种影像学改变，如牙齿病变、拔牙窝无骨修复、骨质硬化、骨质溶解、死骨形成等。全口曲面体层片可作为常规影像学初步检查手段，而螺旋 CT、CBCT、磁共振（MRI）则可以提供骨坏死病灶的三维以及细节信息，但目前尚无可以明确区分病变界限的可靠的影像学检查方式。未来，核医学影像如SPECT/CT、PET/CT 通过整合病变区域的功能和解剖信息，可能有助于药物相关性颌骨坏死的诊断。

## 一、全口曲面体层片

全口曲面体层片可作为药物相关性颌骨坏死的基本检查片位，可以显示上、下颌骨及其牙列的全貌，可以作为疑诊药物相关性颌骨坏死患者的常规检查手段。它不仅可以显示颌骨的病变区域和死骨的范围，还同时显示牙齿的病变，提示骨坏死的牙源性病因。该位片检查费用较低，普及程度很高，在基层单位甚至口腔诊所都可以完成检查。

全口曲面体层片可以显示药物相关性颌骨坏死的多种典型影像学改变，包括病源牙及其周围的骨质改变，骨质改变包括骨质硬化、骨质溶解以及骨质吸收。骨质硬化可见于各期病变，尤其是早期病变。骨质硬化范围可局限于牙槽突，也

可呈弥漫性，波及病变邻近的颌骨其他部位（图 4-6）。随着病情的进展，可以出现骨质溶解、密度降低、牙槽突，以及颌骨吸收、高度降低，晚期可出现典型的死骨形成，甚至病理性骨折（图 4-7）。该位片对于观察病源牙和颌骨病变的关系及颌骨病变的范围，比较直观，有其独特的优势。但对于上颌骨病变显示没有下颌骨病变清晰，而且无法提供病变的细节信息。

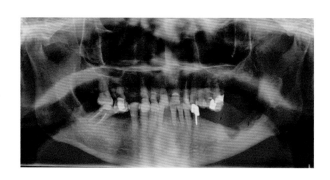

图 4-6　左侧下颌骨病变区下方骨质硬化（箭头）

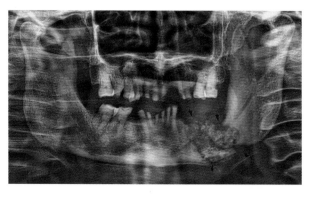

图 4-7　左侧下颌骨病变，死骨形成，病理性骨折（箭头）

## 二、螺旋 CT 和 CBCT

与平片相比，螺旋 CT 可从三维角度对病变进行评估，并可以显示病变的细节。颌骨坏死早期，螺旋 CT 影像学表现不明显。随着疾病进展，

出现牙周膜间隙增宽、骨质硬化（位于骨破坏区周围）。骨质硬化是最常见的影像学改变，范围可从局灶性硬化到颌骨广泛受累，骨小梁密度不规则增高。颌骨弥漫性硬化后，颊舌侧骨皮质增厚，并与骨松质的对比度下降。由于下颌神经管发生骨硬化，下颌神经管的显示更清晰。

部分情况下，由于颌骨脱矿，病变死骨区在全口曲面体层片上呈透射性改变，在螺旋CT图像上表现有骨溶解破坏特征，可见骨皮质破坏、骨小梁结构丧失、骨密度下降、骨破坏区和正常骨质界限不清（图4-8）。晚期病变，随着死骨的逐渐分离，死骨密度非均质增高呈"棉絮状"外观，其周围则显示为低密度区域（图4-9）。骨质持续破坏，后期可出现病理性骨折。上颌后部由于距离上颌窦底较近，骨质破坏可很快波及上颌窦底，造成上颌窦、筛窦等鼻旁窦的炎症，螺旋CT可表现为一个或多个鼻旁窦混浊积液的影像（图4-10）。

一般来说，骨坏死的进展呈现慢性破坏的过程，有时可以出现骨膜成骨的表现，如果骨膜成骨比较明显，可出现局部骨质膨隆，此时需要和

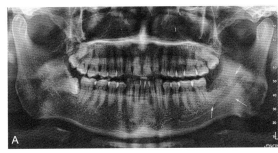
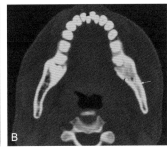
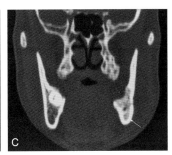

图4-8　A～C. 全口曲面体层片和螺旋CT图像显示左侧下颌第二磨牙远中下颌骨骨质密度降低（红箭头），周围骨质硬化（黄箭头），界限不清

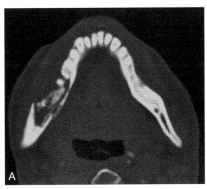
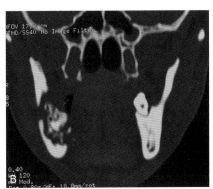

图4-9　A、B. 下颌骨死骨呈棉絮状外观，周围界限清楚（箭头）

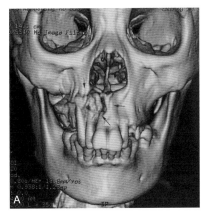
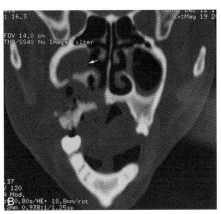

图4-10　A、B. 上颌骨死骨形成（红箭头），并波及上颌窦，造成上颌窦炎症（黄箭头）

颌骨转移癌相鉴别（图4-11）。

　　和全口曲面体层片相比，螺旋CT有诸多优势。螺旋CT可以从不同层面更准确地显示病变部位和范围。死骨外露范围较小的病变，螺旋CT显示的死骨范围可能更大、更接近真实病变范围。与螺旋CT相比，全口曲面体层片更容易低估病变范围，更容易漏诊病变范围较小的死骨。

　　CBCT在过去的十年中越来越普遍地应用于口腔颌面部病变的检查，其扫描时间短、放射剂量相对较小，但影像分辨率较高，并可通过软件实现多维重建。CBCT也可用于药物相关性颌骨坏死的检查。CBCT的影像学特征与螺旋CT大体相同，但其软组织对比度较螺旋CT为差。因此，软组织感染诸如间隙感染、脓腔形成等，则更适合采用螺旋CT检查。

## 三、磁共振

　　MRI在显示病变范围以及发现早期病变方面较CT并无明显优势，早期病变在MRI上并无特征性改变。药物相关性颌骨坏死病变在T1加权、T2加权和翻转恢复影像中表现为低信号，提示细胞和血管中含水量低，而下方未暴露的病变常表现为T1低信号、T2和翻转恢复影像高信号，提示该区域含水量较高和存在炎症反应。

## 四、核素扫描

　　由于药物相关性颌骨坏死病变骨血运缺乏，骨代谢降低，核素吸收降低，在病变早期就能明确骨内血管变化和骨坏死情况（图4-12）。但核

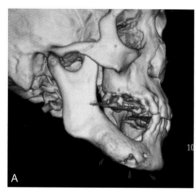
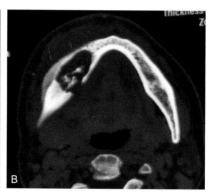

**图4-11**　A、B.骨膜成骨，局部骨质膨隆（箭头）

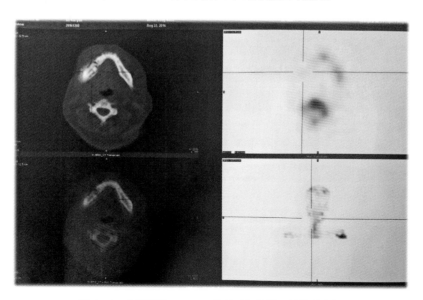

**图4-12**　右下颌骨MRONJ核素吸收降低，骨代谢降低

素扫描检查无法鉴别药物相关性颌骨坏死和其他骨感染坏死性疾病，例如放射性骨坏死、化脓性骨髓炎造成的颌骨病变，也不能区别药物相关性颌骨坏死和肿瘤颌骨转移灶。核素扫描在发现药物相关性颌骨坏死早期病变方面具有一定优势，但目前尚不能作为药物相关性颌骨坏死的常规检查手段。

（安全刚　刘忠龙）

# 第三节 · 病理学表现

诊断性病理活检应慎重选择，因为活检操作本身就可以造成颌骨损伤，导致伤口无法正常愈合。只有当临床高度怀疑肿瘤转移时才建议进行病理活检。此外，手术治疗药物相关性颌骨坏死时，手术标本应常规送病理检查以明确诊断。

## 一、药物相关性颌骨坏死的肉眼观

药物相关性颌骨坏死的大体标本可以是骨碎片，也可以是部分颌骨组织，标本的大小与病变范围以及采用的手术方式相关。标本可以包括骨组织和软组织。颌骨坏死组织外观可见病变中央区呈灰黄或灰黑色，周围呈现灰白色，和正常骨质界限不清。

## 二、药物相关性颌骨坏死的镜下观

药物相关性颌骨坏死的镜下特征为骨小梁坏死及骨陷窝空虚。死骨通常被细菌包绕，外周不规则吸收，骨反转线明显。放线菌与有活性的骨质相接触。外周骨小梁和骨小梁间隙可见包含大量胞质内空泡的破骨细胞。小梁间隙充满炎症细胞，包括中性粒细胞、淋巴细胞和浆细胞。被覆黏膜可见皮肤假上皮瘤性增生（图4-13）。

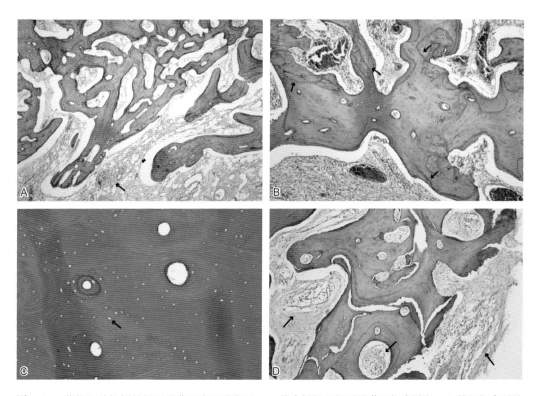

**图4-13** 药物相关性颌骨坏死的典型病理学表现。A. 骨小梁间组织可见淋巴细胞浸润。B. 骨组织中可见明显嗜碱性骨反转线。C. 空虚骨陷窝。D. 结缔组织水肿

患者接受 BP 等药物治疗后尚未发生药物相关性颌骨坏死时，有关其颌骨病理改变的研究目前较少。毗邻死骨的骨组织以多血管纤维组织和炎性浸润充填小梁间隙为特征，镜下外观类似于慢性骨髓炎。形成的新骨主要由大量呈远心排列、矿化程度不一的骨组织组成（成熟的和新形成的编织骨），其中缺乏哈弗管，被垂直进入骨内的胶原沉积环绕。编织骨岛内包含丰富成骨细胞且无破骨活动。

（安金刚　阮寒尽）

## 第四节 · 诊断标准

目前，尚无国际公认的药物相关性颌骨坏死的诊断标准。根据 2022 年美国口腔颌面外科医师协会（AAOMS）的指南，如果存在如下 3 个特征，可以考虑诊断为药物相关性颌骨坏死：① 以前或正在使用骨吸收抑制药物，或联合使用免疫调节剂或抗血管生成药物。② 颌面部有暴露的死骨，或通过口内、口外瘘道可探及死骨，并持续存在 8 周以上。③ 颌骨未曾接受过放射治疗，且无明确的颌骨转移癌。

根据患者既往肿瘤治疗史、肿瘤病理类型、双膦酸盐等药物治疗史以及临床表现，不难对药物相关性颌骨坏死做出诊断。同时，曲面体层片、CT、MRI 及核素扫描有助于进一步明确药物相关性颌骨坏死的诊断。

虽然诊断标准中并无组织病理学要求，但鉴于药物相关性颌骨坏死患者的原发疾病多为恶性肿瘤，因此，手术切除的颌骨标本均应常规送检，以除外颌骨转移癌。

（安金刚）

## 第五节 · 鉴别诊断

药物相关性颌骨坏死应与其他类型的骨坏死和骨髓炎相鉴别，对于原发疾病为恶性肿瘤的患者，还应除外骨转移的可能。应详细询问病史，明确患者是否有头颈部放疗史，明确患者是否有骨吸收抑制药物、免疫调节剂或抗血管生成药物使用史。

### 一、颌骨转移癌

对于原发疾病为恶性肿瘤的患者，药物相关性颌骨坏死容易误诊为颌骨转移癌。颌骨转移癌多来自乳腺、肺、甲状腺、前列腺和肾的癌瘤，常转移至下颌骨磨牙区、下颌角及升支部位。临床可出现颌骨局部膨隆，牙齿可有松动脱落的表现，可有疼痛、下唇麻木等症状。转移瘤以溶骨型常见，影像学可见囊性透影区，不规则的骨皮质吸收，并有局限性软组织肿块影。一般无骨膜反应，无硬化，但某些癌瘤例如前列腺癌的转移灶也可有骨膜成骨、新骨形成。

### 二、放射性颌骨坏死

放射性颌骨坏死患者颌面部有明确的放射治疗史。该类患者继发感染后，可出现颌周红肿、瘘管、溢脓、口臭等症状；面颈部软组织常有放射性瘢痕，多伴有严重的张口受限、口干、口内多个牙齿龋坏。其影像学表现可见病变区骨密度降低，病变区和正常骨界限不清楚。被辐射的颌骨呈缺血性坏死，乏血供、乏细胞、乏氧，缺乏成骨和破骨活动，骨髓腔被纤维组织充填，炎症细胞浸润有限，骨膜反应少见，而药物相关性颌骨坏死可见骨膜反应，骨髓腔较少纤维化。放射性颌骨坏死呈弥漫分布，而 MRONJ 早期累及牙槽嵴及牙槽骨板。两者均可见放线菌感染。

## 三、颌骨慢性化脓性骨髓炎

颌骨慢性化脓性骨髓炎多由牙源性感染引起，根据病因和病变的特点，又分为中央型骨髓炎和边缘型骨髓炎。化脓性骨髓炎患者等急性症状消退后，可出现牙齿松动、龈沟溢脓、面部肿胀，口内外瘘口，后期也会出现张口受限、骨质缺损畸形、病理性骨折，并伴有全身消耗症状。边缘性骨髓炎还可出现颌骨膨隆的表现。药物相关性颌骨坏死和慢性化脓性骨髓炎的病理特征相似。影像学上，边缘性骨髓炎的骨质增生硬化和骨膜反应较药物相关性颌骨坏死更明显。药物相关性颌骨坏死患者一般均有因全身恶性肿瘤骨转移或者骨质疏松而使用骨吸收抑制药物或抗血管生成药物的病史，而慢性化脓性骨髓炎患者则无该类病史。

（安金刚）

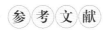

[ 1 ] 陈方园，黄桂林.药物相关性颌骨坏死的研究及进展［J］.临床口腔医学杂志，2019，35（6）：377-380.

[ 2 ] 郭陟永，刘济远，李春洁，等.药物相关性颌骨坏死发病机制的研究进展［J］.国际口腔医学杂志，2020，47（6）：717-724.

[ 3 ] 王杞章，刘济远，潘剑.药物性颌骨坏死的研究进展［J］.华西口腔医学杂志，2018，36（5）：568-572.

[ 4 ] 杨涛，魏建华，雷德林，等.药物相关性颌骨坏死的研究进展［J］.现代肿瘤医学，2020，28（6）：1039-1042.

[ 5 ] Ferneini E M. Medication-related osteonecrosis of the Jaw (MRONJ)［J］. J Oral Maxillofac Surg, 2021, 79(8): 1801-1802.

[ 6 ] Filleul O, Crompot E, Saussez S. Bisphosphonate-induced osteonecrosis of the jaw: a review of 2, 400 patient cases［J］. J Cancer Res Clin Oncol, 2010, 136(8): 1117-1124.

[ 7 ] Khan A A, Morrison A, Hanley D A, et al. Diagnosis and management of osteonecrosis of the jaw: a systematic review and international consensus［J］. J Bone Miner Res, 2015, 30(1): 3-23.

[ 8 ] Klingelhöffer C, Zeman F, Meier J, et al. Evaluation of surgical outcome and influencing risk factors in patients with medication-related osteonecrosis of the jaws［J］. J Craniomaxillofac Surg, 2016, 44(10): 1694-1699.

[ 9 ] Ruggiero S L, Dodson T B, Fantasia J, et al. American association of oral and maxillofacial surgeons position paper on medication-related osteonecrosis of the jaw — 2014 update［J］. J Oral Maxillofac Surg, 2014, 72(10): 1938-1956.

[10] Yarom N, Shapiro C L, Peterson D E, et al. Medication-related osteonecrosis of the jaw: MASCC/ISOO/ASCO clinical practice guideline［J］. J Clin Oncol, 2019, 37(25): 2270-2290.

[11] Yoneda T, Hagino H, Sugimoto T, et al. Bisphosphonate-related osteonecrosis of the jaw: position paper from the Allied Task Force Committee of Japanese Society for Bone and Mineral Research, Japan Osteoporosis Society, Japanese Society of Periodontology, Japanese Society for Oral and Maxillofacial Radiology, and Japanese Society of Oral and Maxillofacial Surgeons［J］. J Bone Miner Metab, 2010, 28(4): 365-383.

# 第 五 章

# 药物相关性颌骨坏死的临床分类、分期

## 第一节·国外临床分类、分期

### 一、美国口腔颌面外科医师协会分期法（2014）

2006年，美国口腔颌面外科医师协会（American Association of Oral and Maxillofacial Surgeons, AAOMS）发表了药物相关性颌骨坏死的临床指南，对其进行分类、分期，并在2009年及2014年对该分期进行了更新，目前2014年的AAOMS分类、分期是国际上应用最为广泛的方法。它将药物相关性颌骨坏死分为了5期：危险期、0期、1期、2期和3期（表5-1）。

（1）风险期。经过抗骨吸收或抗血管生成药物治疗，无任何主观症状，无骨坏死表现。

（2）0期。无骨坏死或骨暴露，但有非特异

性临床和影像学表现：非牙源性的牙痛；颌骨疼痛，可放射至颞下颌关节区；鼻窦疼痛；感觉神经功能改变；非慢性牙周炎导致的牙齿松动；与龋病所致的牙髓坏死、创伤及修复体无关的根尖周/牙周瘘管；非慢性牙周病导致的牙槽骨吸收；骨小梁形态改变（骨密度增高，拔牙窝内无新骨形成）；牙周膜影像增厚/模糊。

（3）1期。颌骨坏死、暴露，或有瘘管形成，但无临床症状，无感染征兆。

（4）2期。颌骨坏死、暴露，或有瘘管形成，伴有患处红、肿、疼痛、流脓等感染症状。

（5）3期。颌骨坏死、暴露，或有瘘管形成，伴有感染症状，同时出现以下症状的1个或

表5-1 MRONJ 的 AAOMS 分期及相应治疗方法

| 临床分期 | 临床表现 | 治疗建议 |
| --- | --- | --- |
| 风险期 | 经过抗骨吸收或抗血管药物治疗，无明显死骨形成 | 无须治疗，患者宣教 |
| 0期 | 无死骨形成，但有非特异性临床及影像学改变 | 全身系统性治疗，包括使用止痛药与抗生素 |
| 1期 | 有死骨暴露或有瘘管形成，但无明显临床症状和感染征兆 | 抗生素漱口水含漱，定期随访，患者宣教，审查继续使用 MRONJ 相关药物的适应证 |
| 2期 | 有死骨暴露或有瘘管形成，有疼痛、感染或红斑等感染症状，伴或不伴溢脓 | 抗生素漱口水含漱，抗生素治疗，疼痛控制，清创术以控制感染和缓解软组织刺激 |
| 3期 | 有死骨暴露或有瘘管形成，伴有感染症状，同时具有以下1个或多个表现：死骨暴露超出牙槽骨范围（如累及下颌骨下缘、上颌窦底、颧骨）导致的病理性骨折、口外瘘、口鼻连通、骨溶解延伸至下颌骨下缘或上颌窦底 | 抗生素漱口水含漱，抗生素治疗，疼痛控制，手术治疗（局部清创或颌骨切除） |

多个：暴露死骨累及至牙槽突外，病理性骨折，口内外瘘，口鼻瘘，骨质破坏至下颌骨下缘或上颌窦。

同时，AAOMS 也给出了每个分期相对应的治疗策略：

（1）危险期。患者无骨暴露，因此无须任何治疗，但应对其进行健康宣教，告知药物相关性颌骨坏死发生的征兆性临床表现。

（2）0 期。对症治疗，保守治疗牙体及牙周疾病。可应用药物治疗疼痛并给予抗生素预防感染。对 0 期患者进行密切随访以及早发现疾病是否进展到更高的阶段。

（3）1 期。使用抗生素含漱液，如氯己定溶液。无须进行手术治疗。

（4）2 期。使用抗生素含漱液，全身抗生素治疗，可根据细菌培养药敏结果调整用药。控制疼痛，对游离死骨进行表浅清创。

（5）3 期。使用抗生素含漱液，全身抗生素治疗，行死骨摘除或扩大切除，可行钛板或血管化腓骨瓣重建。

## 二、国际颌骨坏死工作组分期法（2016）

2016 年，国际颌骨坏死工作组（The International Task Force of Osteonecrosis of the Jaw）回顾了 2003—2016 年发表的文献并进行总结，提出了一种新的药物相关性颌骨坏死的分期。

（1）1 期。颌骨暴露，无症状。

（2）2 期。颌骨暴露伴疼痛，周围软组织炎症、肿胀或继发感染。

（3）3 期。2 期 + 以下任一症状：病理性骨折、口外瘘、口腔上颌瘘、影像学表现病变累及下颌骨下缘或上颌窦底。

各分期对应治疗方案如下。

（1）1 期。保守治疗，改善口腔卫生，治疗牙体及牙周疾病，使用抗生素含漱液。

（2）2 期。1 期的基础上应用全身抗生素治疗，可考虑行清创术。

（3）3 期。1 期的基础上行颌骨的清创、节段切除，必要时行重建。

（何　悦　刘忠龙）

# 第二节·国内临床分类、分期

随着越来越多不同临床表现、影像学表现及诊疗方式病例的报道，AAOMS 经典分期方法的局限性和不足也逐渐显露出来，包括：① 1 期和 2 期的严重程度划分不甚明确，这两个分期可相互转换，对于外科干预的指导作用甚微。② 未从颌骨坏死的范围及程度对疾病进行分期，不能够真正体现颌骨坏死的严重性。③ 3 期中分类较为笼统，可再进一步细化。基于此，我们搜集了我院 MRONJ 病例，通过影像学回顾及外科干预经验总结提出了新的临床四分期法，有望能更好地指导 MRONJ 的临床诊疗。

对患者口腔全景片及 CT 影像资料进行归纳总结，结合术中经验，我们拟定将下牙槽神经管及双侧颏孔连线水平作为划分 MRONJ 严重程度的纵向标志；同时，根据颌骨病损有无明确边界

进一步设置亚分类（图 5-1），最为严重的定义为是否存在病理性骨折，是否波及半侧上颌骨或下颌骨，是否波及双侧上颌骨或下颌骨；同时根据影像学判断骨组织病损是否存在界限，进一步设立 A、B 亚类。提出新四分期法（表 5-2），即 0 期、Ⅰ 期、Ⅱ 期、Ⅲ 期（图 5-2～图 5-9），同时提出相应的治疗策略。

（1）0 期。影像学上无明显骨质异常，但临床表现为拔牙创未愈甚至溢脓、牙松动或骨质暴露等症状（排除牙周疾病）。

（2）Ⅰ 期。影像学上下颌骨骨质改变位于神经管或双侧颏孔连线以上区域；上颌骨骨质改变未突破上颌窦底或鼻底。① Ⅰ A 期：死骨与正常骨质间存在一定界线（局限型）。② Ⅰ B 期：死骨与正常骨质间无明显界线（弥散型）。

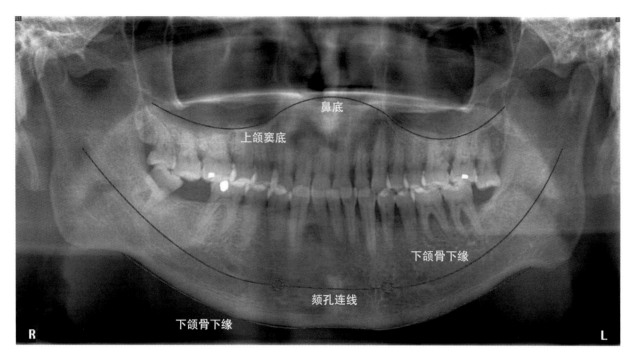

图 5-1 基于影像学基础的 MRONJ 分期方法

表 5-2 MRONJ 新的临床分期及治疗策略

| 分类、分期 | 具体释义 | 治疗策略 |
|---|---|---|
| 0 期 | 影像学表现为无明显骨质异常，临床表现为拔牙创未愈甚至溢脓、牙松动或骨质暴露等症状（排除牙周疾病） | 保守治疗或局部清创处理 |
| Ⅰ 期 | 影像学表现为下颌骨骨质改变位于神经管或双侧颏孔连线以上区域；上颌骨骨质改变未突破上颌窦底或鼻底 | |
| Ⅰ A 期 | 死骨与正常骨质间存在一定界线（局限型） | 清创术 |
| Ⅰ B 期 | 死骨与正常骨质间无明显界线（弥散型） | 下颌骨边缘切除；上颌骨部分切除 |
| Ⅱ 期 | 影像学下颌骨骨质改变波及神经管或双侧颏孔连线以下区域，未累及下颌骨下缘；上颌骨骨质改变突破上颌窦或鼻底，未达到眶下孔 | |
| Ⅱ A 期 | 上、下颌骨局限型死骨<br>上颌骨病变不伴上颌窦炎症 | 考虑局部清创处理 |
| Ⅱ B 期 | 上、下颌骨弥散型死骨<br>上颌骨病变伴明显上颌窦炎症 | 节段切除＋钛板重建或骨组织、软组织瓣修复；上颌骨部分切除＋上颌窦根治术 |
| Ⅲ 期 | 影像学上、下颌骨骨质改变累及下颌骨下缘；上颌骨骨质改变突破眶下孔，累及或不累及眶底或颅底等区域，伴或不伴上颌窦炎症 | 下颌骨节段切除或半侧切除＋钛板重建或骨、软组织瓣修复；上颌骨部分、次全或全切除＋上颌窦根治术 |

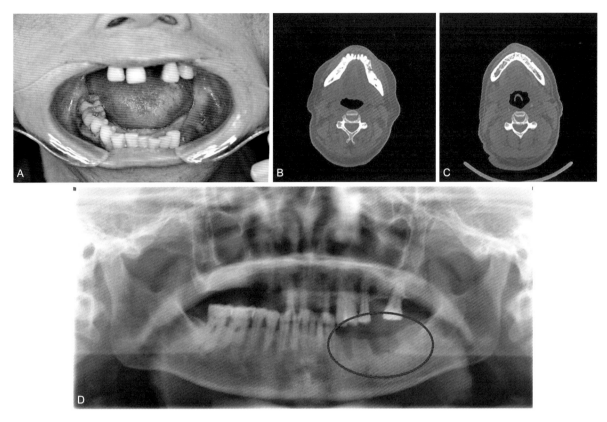

图 5-2　A～D. 0 期患者的临床及影像学表现

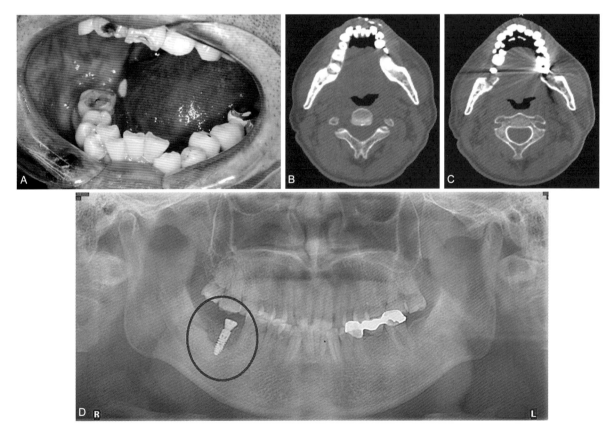

图 5-3　A～D. ⅠA 期患者的临床及影像学表现（1）

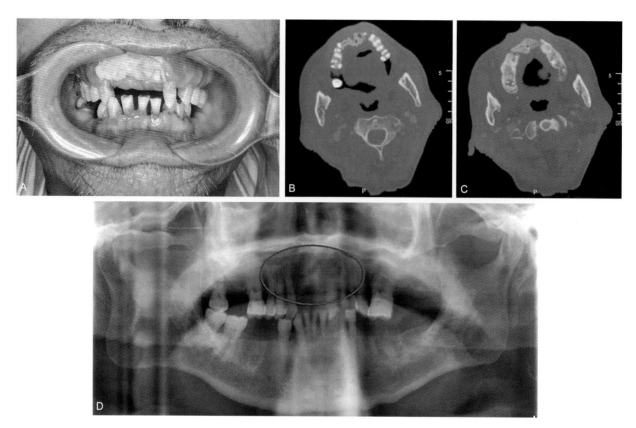

图5-4　A～D. ⅠA期患者的临床及影像学表现（2）

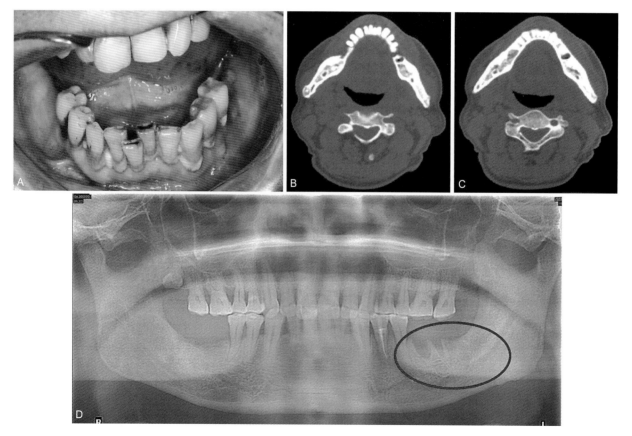

图5-5　A～D. ⅠB期患者的临床及影像学表现

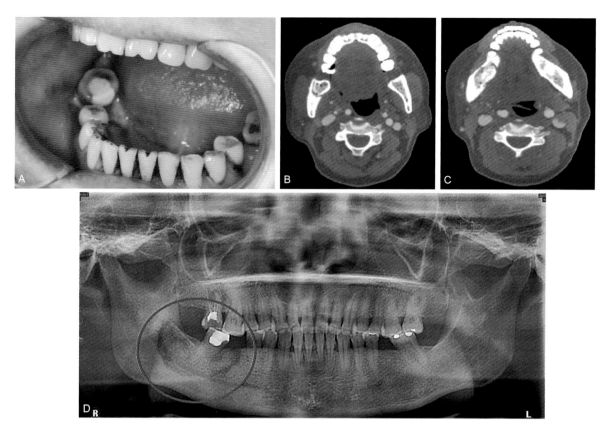

图5-6 A～D. ⅡA期下颌骨MRONJ患者的临床及影像学表现

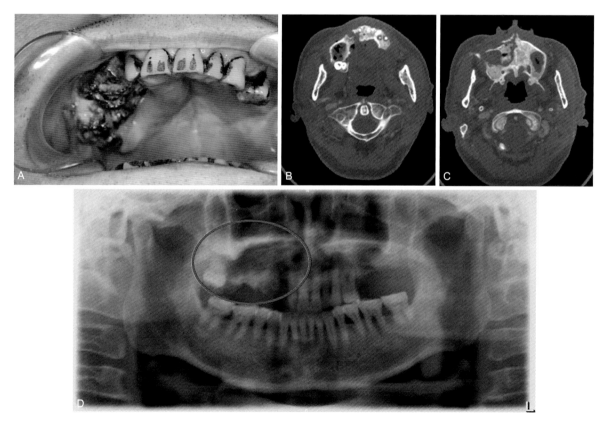

图5-7 A～D. ⅡA期上颌骨MRONJ患者的临床及影像学表现

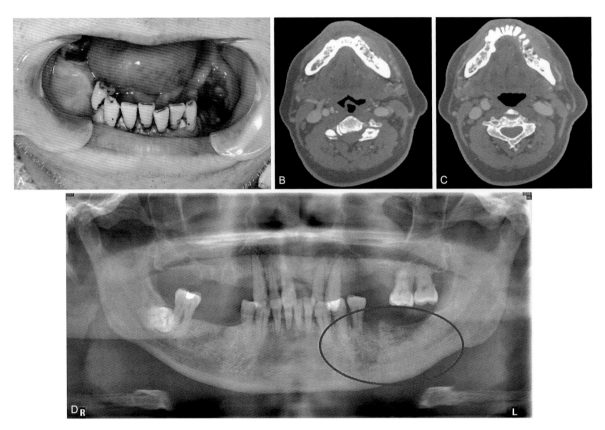

图 5-8　A～D. ⅡB 期下颌骨 MRONJ 的临床及影像学表现

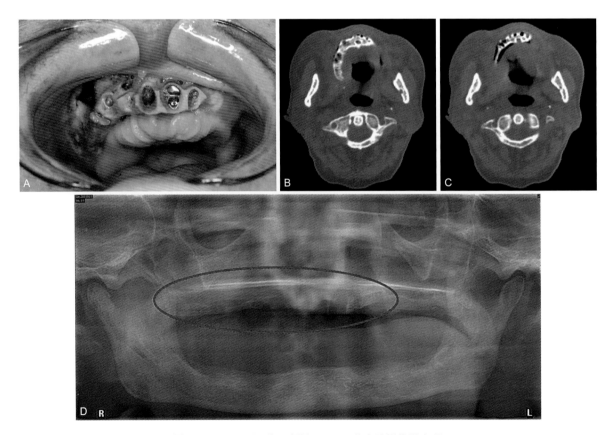

图 5-9　A～D. ⅡB 期上颌骨 MRONJ 临床及影像学表现

（3）Ⅱ期。影像学下颌骨骨质改变波及神经管或双侧颏孔连线以下区域，未累及下颌骨下缘；上颌骨骨质改变突破上颌窦或鼻底，未达到眶下孔。① ⅡA期：上、下颌骨局限型死骨，上颌骨病变不伴上颌窦炎症。② ⅡB期：上、下颌骨弥散型死骨，上颌骨病变伴明显上颌窦炎症。

（4）Ⅲ期。影像学上、下颌骨骨质改变累及下颌骨下缘；上颌骨骨质改变突破眶下孔，累及或不累及眶底或颅底等区域，伴或不伴上颌窦炎症。

各分期对应治疗方案如下。

（1）0期：保守治疗或局部清创处理。

（2）ⅠA期：清创术。

（3）ⅠB期：下颌骨边缘切除，上颌骨部分切除。

（4）ⅡA期：局部清创处理。

（5）ⅡB期：节段切除＋钛板重建或骨组织、软组织瓣修复；上颌骨部分切除＋上颌窦根治术。

（6）Ⅲ期：下颌骨节段切除或半侧切除＋钛板重建或骨、软组织瓣修复；上颌骨部分、次全或全切除＋上颌窦根治术。

在2014年提出的MRONJ分期系统中，AAOMS建议0期行疼痛控制、抗生素应用等对症处理；对于无明显感染症状的Ⅰ期，则提倡抗生素漱口以保持口腔卫生，做好患者宣教工作并密切随访，必要时行外科干预；而对于有明显感染及疼痛症状的Ⅱ期，专家们认为在服用抗生素、控制疼痛的同时，应行死骨摘除术以控制感染；对于最为严重的Ⅲ期，在保守治疗的基础上，应考虑死骨摘除或扩大切除以获得感染及疼痛的长期控制。AAOMS中的Ⅰ期/Ⅱ期患者存在明显的颌骨骨质坏死，他们建议局部有感染症状时方考虑行死骨摘除术。根据十余年的临床诊疗经验，我们认为，一旦死骨或异常骨质形成，无论感染与否，均应考虑行死骨摘除及周围炎性组织刮除术，即所谓的"清创术"，原因如下：① 死骨或异常骨质代谢能力很弱，极易发生感染，进一步加剧局部骨质破坏。② 在摘除死骨的同时，应尽量去除周围的炎性骨/软组织，避免引起二次感染，成为病损进展的源头。③ 在有些MRONJ病例中，单纯的死骨摘除术或清创术尚不足以控制骨组织病损的进展，应考虑边缘性切除或节段性切除。④ Ⅰ期/Ⅱ期中对骨组织病损本身的严重程度并无明确的界定，这必将导致干预措施制订的精准度欠佳。日本学者回顾了2012—2015年日本信州大学医学部各附属医院的275例MRONJ病例及2009—2016年日本长崎大学医学院361例MRONJ病例，均发现保守性治疗对很大部分患者来说效果甚微，及时的手术干预将获得更佳的临床预后。AAOMS针对Ⅲ期提出的死骨摘除或扩大切除，在治疗力度和精准度上均存在较大的局限性和不足，考虑如下：① 死骨摘除术肯定不适用于Ⅲ期病例。② 扩大切除术定义较为模糊，何时考虑节段性切除、半侧切除、全下颌骨切除、上颌骨部分切除、上颌骨扩大切除术等是需要重点阐明的科学问题。③ 对于上颌骨病例的诊治并未给出合适的治疗策略。综合上述观点，我们认为，AAOMS提出的MRONJ临床分期及诊疗策略存在一定的不足和局限性，这也促使我们提出一种新的分期方法及相应的治疗方案，以期更好地指导MRONJ的诊断与治疗。

我们将0期定义为影像学上无明显骨质异常或仅有骨髓腔组织异常，但临床上表现为拔牙创未愈甚至溢脓、牙松动或骨质暴露等症状（排除牙周疾病）；这与AAOMS中0期"无明显死骨证据，但存在非特异性的临床及影像学异常"存在一定的差异。0期往往是很多颌骨疾病中最难以界定的分期，包括放射性颌骨坏死及药物性颌骨坏死。颌骨骨基质主要包含钙-磷矿物质和胶原，病理性脱矿是一个较为缓慢的代谢过程。脱矿程度达到30%～50%时，影像学上才能够分辨代谢异常、可疑或坏死骨质与正常颌骨骨质。因此，化疗后颌骨组织脱矿程度小于30%的病例很难从CT或全景片上对其进行诊断，或可能仅表现为骨髓组织或拔牙后牙槽窝的异常改变。这类患者大多数无明显的临床症状，只有发展成更为严重的阶段，出现明显的主观不适后才考虑就医，这也就成为0期患者诊断困难和人数比例偏低的主要原因。我们共有7例0期患者，4例给予抗生素治疗，嘱保持口腔卫生，随访中发现2例进展成为Ⅰ期，表明我们分期中的0期确实为Ⅰ期的前驱期。如何更为精确地定义0期仍需后期大样本临床研究的证实。

目前用于MRONJ检查的影像学手段主要为全景片、CT、CBCT和MRI。全景片作为二维影像，其分辨率和敏感性相对偏低，可能会低估对病损区域范围的界定；故建议结合CT扫描，在观察骨质坏死的同时，还可评估骨髓腔及周围软组织的异常情况。在本研究中，我们同样利用全景片结合CT的方式判断骨组织病损的范围及是否存在一定的界线。基于影像学分析和术中所见，我们发现很多病例中颌骨病损与周围骨组织间存在一定的界线，有些是很明确的分界；在极少数患者中甚至发现坏死骨组织呈游离状态，与正常骨组织间已形成软组织黏膜相隔，只需摘除死骨即可完成外科干预；同时考虑到MRONJ的主要治疗目的在于稳定病损、预防进展，局部干预即可达到治疗目的；上述因素促使我们提出了清创术在有界限的ⅠA/ⅡA期病例中的应用，也得到了良好的临床效果。而对于无明显界限的ⅠB/ⅡB期病例，清创术则不适用。坏死或异常骨组织与正常骨组织间无明显界限，这也就意味着不能通过简单的死骨摘除去除病灶组织。这时则需施行下颌骨边缘性切除、下颌骨节段切除或上颌骨部分切除，切除病损的同时去除部分健康骨组织直达新鲜渗血骨面，但不可无原则地去除过多的健康骨组织，以尽可能保留颌骨组织的形态和功能。上颌骨后牙区的MRONJ因骨质病损突破上颌窦底，常引起单侧的上颌窦炎症。去除

上颌骨病损骨质后，一般会造成口腔-上颌窦相交通，建议同期行患侧上颌窦根治术，减少局部炎症，促进术口愈合，避免病损进展。在本章中，Ⅲ期定义为"颌骨坏死波及下颌骨下缘或整个上颌骨、下颌骨，伴或不伴病理性骨折"，这一分期为ⅡB期的进展阶段，代表了最为严重的MRONJ类型。对于该期患者，在全身情况允许的情况下，建议择期行"下颌骨节段切除伴钛板、软组织或骨组织重建""下颌骨半侧切除伴或不伴修复重建"或"上颌骨扩大切除伴或不伴软组织、骨组织重建"。颌骨切除后，钛板或软组织游离皮瓣修复技术已较为成熟，且广为认可。关于是否应该用游离骨组织瓣进行MRONJ缺损的修复仍然存在一定的争议，目前在国内开展甚少。临床医生一方面疑虑BP或nBP在导致MRONJ的同时，可能同样造成腓骨、髂骨、肋骨等供区骨组织的代谢紊乱、活性降低，甚至是骨髓炎乃至骨坏死；另一方面担心受区剩余骨组织低代谢状态或血运等问题，可能导致移植骨存活问题。然而自2011年开始，国外学者已经相继应用游离腓骨及髂骨瓣移植修复MRONJ所致的颌骨缺损，获得了良好的临床效果，骨不粘连及局部复发的概率约为6.5%。研究表明，颌骨组织的新陈代谢较体内其他部位的长骨或不规则骨更快；沉积更多的BP或nBP类药物，容易造成骨组织代谢紊乱；颌骨组织及长骨的分化来源及微环境不同，这就造成了长骨或其他不规则骨对BP或nBP的敏感性不同，不容易受该类药物的影响。基于上述研究背景，我们认为，合适的MRONJ病例在完善术前全身骨组织扫描检查后，可考虑应用游离骨组织瓣移植修复骨组织缺损，恢复颌骨的外形和功能。

（何　悦　刘忠龙　李萌宇）

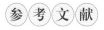

［1］　刘忠龙，姜钧健，李晓光，等 . 一种新的药物性颌骨坏死临床分期及治疗策略［J］. 中国口腔颌面外科杂志，2020，18（6）：501-507.

［2］　Adornato M C, Morcos I, Rozanski J. The treatment of bisphosphonate associated osteonecrosis of the jaws with bone resection and autologous plateletderived growth factors ［J］. The Journal of the American Dental Association, 2007, 138(7): 971-977.

［3］ Agrillo A, Filiaci F, Ramieri V, et al. Bisphosphonate-related osteonecrosis of the jaw (BRONJ): 5 year experience in the treatment of 131 cases with ozone therapy ［J］. Eur Rev Med Pharmacol Sci, 2012, 16(12): 1741-1747.

［4］ Freiberger J J, Padilla-Burgos R, McGraw T, et al. What is the role of hyperbaric oxygen in the management of bisphosphonate-related osteonecrosis of the jaw: a randomized controlled trial of hyperbaric oxygen as an adjunct to surgery and antibiotics ［J］. Journal of Oral and Maxillofacial Surgery, 2012, 70(7): 1573-1583.

［5］ Kim K M, Park W, Oh S Y, et al. Distinctive role of 6-month teriparatide treatment on intractable bisphosphonate-related osteonecrosis of the jaw ［J］. Osteoporosis International, 2014, 25(5): 1625-1632.

［6］ Marx R E. Pamidronate (Aredia) and zoledronate (Zometa) induced avascular necrosis of the jaws: a growing epidemic ［J］. J Oral Maxillofac Surg, 2003, 61(9): 1115-1117.

［7］ Marx R E, Tursun R. Suppurative osteomyelitis, bisphosphonate induced osteonecrosis, osteoradionecrosis: a blinded histopathologic comparison and its implications for the mechanism of each disease ［J］. Int J Oral Maxillofac Surg, 2012, 41(3): 283-289.

［8］ Owosho A A, Estilo C L, Huryn J M, et al. Pentoxifylline and tocopherol in the management of cancer patients with medication-related osteonecrosis of the jaw: an observational retrospective study of initial case series ［J］. Oral Surgery, Oral Medicine, Oral Pathology and Oral Radiology, 2016, 122(4): 455-459.

［9］ Ruggiero S L, Dodson T B, Fantasia J, et al. American association of oral and maxillofacial surgeons position paper on medication-related osteonecrosis of the jaw — 2014 update ［J］. J Oral Maxillofac Surg, 2014, 72(10): 1938-1956.

# 第六章

# 药物相关性颌骨坏死的非手术治疗

## 第一节 · 创口处理

对于 MRONJ 的治疗，总体上可分为保守治疗和手术治疗。保守治疗主要包括高压氧治疗、抗生素治疗、激光治疗、抗纤维化治疗、臭氧治疗、特立帕肽治疗等。但应注意的是，保守治疗主要对部分早期 MRONJ 病例有效，早期保守治疗无效患者往往会逐渐发展为晚期 MRONJ。据报道，按国际分期约有 50% 的 0 期患者会进展成有明显症状的 1 期 MRONJ。因此，应密切监测以防疾病向更晚期发展。本节主要针对有抗骨吸收药物、抗血管生成类药物、酪氨酸激酶抑制剂，或哺乳动物雷帕霉素靶向基因抑制剂等药物使用史患者进行牙槽外科手术后创口处理，以及已经出现颌骨坏死、骨外露需进行进一步手术治疗前的创口处理进行叙述。此外，也对手术治疗后颌骨骨质外露、软组织愈合缓慢导致的创口暴露的再处理进行了经验分享，以期为临床工作提供参考。

## 一、概述

根据 AAOMS 对于 MRONJ 临床分期及其对应的治疗策略，MRONJ 的一个重要风险因素是炎症性口腔科疾病，包括牙周病和根尖周病。McGowan 等对 4 106 例 MRONJ 患者研究发现，拔牙是最常见的风险因素，其次是牙周病，对于口腔牙齿已发现的炎症性疾病应积极早期处理，龋病、牙髓疾病、牙周病应尽早治疗，以预防和

降低发生 MRONJ 的风险。但应注意的是，牙周治疗主要指龈上洁治、龈下刮治、根面平整术等，牙周手术和根尖切除术等侵入性口腔科手术应谨慎进行。如患牙经诊断后无保留价值，为避免局部炎症进展引起颌骨病变，可考虑在适当安全措施前提下拔除不可修复的患牙，患牙拔除前应与相应处方医师沟通，以确定能否停用抗骨吸收药物或者抗血管生成类药物。

正在进行静脉注射抗骨吸收药物或抗血管生成药物是侵入性口腔科手术的禁忌证，因为这两种药物的静脉应用会极大地增加发生 MRONJ 的风险。AAOMS 建议在侵入性牙科手术前 3 个月和术后 3 个月尽量中断口服抗骨吸收药物或者抗血管生成类药物，尤其是抗骨吸收类药物（如双膦酸盐类），因其在颌骨沉积，半衰期可持续 10 年以上。另一方面，也有学者建议对于药物累积剂量不大（治疗时间小于 2 年）的患者在进行口腔科手术过程中可以继续药物治疗。值得注意的是，对于侵入性口腔科手术治疗前、后是否停用抗骨吸收药物或者抗血管生成类药物目前尚缺乏足够证据支持，仍是一个有争议的问题。不同药物是否需要停用，停用的时间如何确定，在 MRONJ 临床治疗中应谨慎处理。

总体而言，进行口腔科侵入性手术前应充分评估停药的收益和风险，充分考虑发生 MRONJ 和原有疾病进展的可能。拔除患牙后应对拔牙创口及拔牙窝内炎性组织进行彻底清理，适当修整

牙槽骨，避免形成尖锐骨刺。关闭创口前应充分松解邻近牙龈及周围黏骨膜组织，严密拉拢缝合创口。应注意创口无张力缝合。同时，为最大限度降低发生 MRONJ 的风险，可以考虑手术前、后应用抗生素预防感染。抗菌药物选择以抗需氧菌药物为主，酌情考虑联合应用抗厌氧菌药物。抗生素应选择骨穿透性强的青霉素、阿莫西林和甲硝唑等，但应注意的是，目前对于 MRONJ 抗感染治疗的药物选择尚缺乏明确临床证据指导，临床医师可根据医疗单位药物种类及细菌培养结果进行相应选择。

创口愈合过程中患者应密切随访，常规使用抗菌漱口液，2 周后确认软组织愈合，拆除缝线。创口愈合期间避免刺激（如假牙、烟草、酒精等），保持口腔卫生，积极治疗和控制可影响创口愈合的全身系统性疾病，如糖尿病等。对于创口愈合过程中软组织裂开或愈合能力较差的创口，可考虑局部创口覆盖碘仿纱条并固定，10～14 天后拆除碘仿纱条，观察创口愈合情况，必要时可继续填塞碘仿纱条。拆除碘仿纱条后，只要骨创面有肉芽组织覆盖，一般可以二期愈合。

## 二、1 期 MRONJ 的非手术治疗

2014 年，AAOMS 对于 1 期 MRONJ 的治疗策略是建议采用保守治疗，他们认为，早期手术治疗成功率较低，抗骨吸收类药物在颌骨中沉积，术中无法确定坏死骨边缘，AAOMS 认为 1 期 MRONJ 的治疗重点不在于治愈而在于控制症状和抑制疾病进展。但在 2022 年美国最新治疗管理策略中，对于 1 期 MRONJ 的治疗策略是，根据患者全身条件和社会习惯评估患者是否适合手术治疗，保守治疗无效、疾病继续进展时，还是建议早期手术干预。

对于 1 期 MRONJ 外露颌骨的处理，与放射性颌骨坏死处理相似，可每天用生理盐水或 3% 过氧化氢溶液局部冲洗，早、晚使用抗菌漱口液，保持口腔卫生，全身应用抗生素，避免继发感染。

此外，还可以考虑联合其他保守治疗，如高压氧治疗、臭氧治疗、抗纤维化治疗、激光治疗、特立帕肽治疗等，具体应用及疗效在后续章节再逐步介绍。但应注意的是，越来越多的研究显示，对于 1 期 MRONJ 已经出现颌骨死骨外露的患者，手术治疗往往能达到较佳的治疗效果，黏膜愈合率可达 70% 以上。国内对于 MRONJ 已经出现颌骨死骨外露的患者，越来越多的学者建议早期进行局部清创手术，以达到完全清除死骨、促进黏膜愈合、减少死骨外露时间、减少继发感染的目的。

对于手术清创后的创口处理与上述侵入性口腔科手术后的处理相似，需完全清除坏死的牙槽骨，直至颌骨边界边缘有新鲜血液流出。清创手术或刮治手术结束后，应适当修整牙槽骨，避免形成尖锐骨刺，关闭创口前应充分松解邻近牙龈及周围黏膜组织，严密拉拢缝合创口，应注意创口无张力缝合。

此外，近年来一些研究发现，在手术创口处应用富含生长因子的自体血小板浓缩物覆盖于颌骨表面，再关闭软组织有利于创口愈合、骨再生和减少术后感染的风险（图 6-1）。其原理是利用自体全血浓缩成富含生长因子的血浆，生长因子有利于启动未分化干细胞迁移至该部位进行增殖，生长因子也具有诱导间充质干细胞生长和分化的潜力，加速骨修复，但目前缺乏前瞻性随机对照研究来明确自体血小板浓缩物覆盖颌骨这种方法是否真正有利于创口愈合。

再者，骨形态发生蛋白目前也有报道用于 MRONJ 的创面处理，一般采用胶原蛋白海绵作为载体，将其置于创面处再关闭创口，有利于加速成骨过程，但与自体血小板浓缩物相似，骨形态发生蛋白的有效性和安全性也有待严谨的临床研究、验证。

## 三、2 期和 3 期 MRONJ 的非手术治疗

对于 2 期和 3 期 MRONJ，已经发生颌骨坏

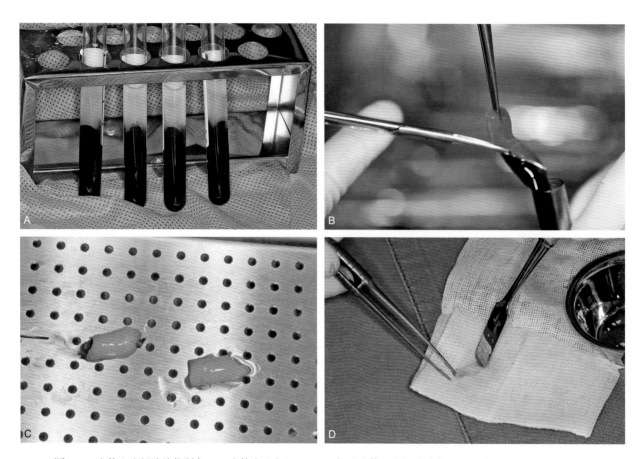

图 6-1　自体血小板浓缩物制备。A. 自体全血离心。B、C. 提取自体血小板浓缩物。D. 血小板浓缩物压成扁平状

死继发感染，出现局部软组织肿胀、流脓、瘘道形成、病理性骨折、口内 / 外瘘等表现的病例，手术治疗是最佳选择，保守治疗可作为辅助治疗手段。手术治疗前为控制感染、减少术后感染局部扩散或全身扩散的可能，需在术前进行局部创口处理，尽量减轻局部炎症，为下一步手术治疗创造良好条件，尤其是 MRONJ 继发感染导致局部脓性分泌物明显的患者（图 6-2），需特别注意保持伤口清洁。

主要方法是每天用生理盐水或 3% 过氧化氢溶液进行局部冲洗 2～3 次，伴多间隙感染患者可局部切开排脓，放置引流管，保证引流通道通畅，充分引流，减少脓性分泌物局部积聚，同时全身应用抗菌药物行抗感染治疗，待局部感染控制后再考虑手术治疗。对于口内外相通的病例，可在口内瘘口处填塞碘仿纱条，减少唾液流出，减轻局部炎症。

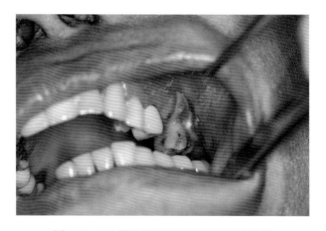

图 6-2　左上颌骨病灶局部有明显脓性分泌物

## 四、术后创口暴露的保守处理

对于采用保守治疗无效的早期病例以及 3 期 MRONJ 患者，手术治疗作为重要的治疗手段，可以有效消除患者临床症状并抑制疾病进展。手术彻底清除坏死颌骨，创口无张力严密缝合，这

两者缺一不可。与放射性颌骨坏死不同的是，MRONJ 受累及最严重的往往是颌骨组织，软组织病变程度较轻，软组织缺损不大，临床上对于小范围颌骨坏死，松解邻近软组织后往往可以保证无张力封闭创口。对于范围较大的下颌骨骨坏死或者上颌骨骨坏死，软组织缺损较大，剩余软组织不足以封闭创口时可以考虑利用局部邻近软组织瓣关闭创口，如颊脂垫瓣、鼻唇沟瓣、黏骨膜瓣等。

临床上，尽管我们利用各种方法封闭了创口，但 MRONJ 的软组织愈合能力往往较差，特别是使用抗血管生成药物的患者，少数病例术后可见创口裂开或不愈合的情况，导致局部颌骨外露或局部死腔形成，短时间内不适宜再次手术拉拢缝合创口，应利用碘仿纱条处理创面。对于创口渗出不明显的患者，经生理盐水局部冲洗、常规消毒后，局部创口组织外露处予碘仿纱条覆盖或死腔填塞碘仿纱条，隔绝外界刺激，刺激肉芽生长，定期更换碘仿纱条，保持创口清洁，直至伤口愈合。创口愈合过程中可酌情配合其他辅助治疗促进创口愈合，如特立帕肽或抗纤维化药物治疗。需要注意的是，填塞碘仿纱条时应手法轻柔，死腔内不必追求严密填塞，避免填塞过程中正常愈合的组织裂开，导致裂开的创口范围更大。

在采用游离组织瓣进行软、硬组织缺损修复时，若需要填塞碘仿纱条，应考虑填塞碘仿纱条是否会摩擦、压迫游离移植皮瓣血管蒂，从而引起血管吻合口破裂导致大出血或者引起皮瓣血管危象风险。若皮瓣血管蒂位置与创口愈合不佳部位无明显关系，则无须考虑填塞碘仿纱条对血管

化游离组织瓣血管蒂的影响。

对于术后局部创口裂开、伤口渗出明显的情况，每天生理盐水冲洗 2～3 次，常规消毒，局部碘仿纱条覆盖或死腔填塞碘仿纱条，根据伤口渗液情况，酌情调整、更换碘仿纱条的周期。若渗出液逐渐减少，可逐渐延长更换碘仿纱条的周期。若创口无明显渗出液，可间隔 10～14 天更换碘仿纱条，直至伤口愈合。

## 五、总结

MRONJ 是一种全身用药后药物沉积颌骨引起的并发症，严重的上颌骨坏死可向上累及颅底、眶底，向下可累及整个下颌骨，主要与长期应用抗骨吸收药物、抗血管生成类药物、酪氨酸激酶抑制剂或者哺乳动物雷帕霉素靶向基因抑制剂等药物相关，静脉给药比口服给药发生 MRONJ 风险更高。如何最大限度地减少 MRONJ 发生风险至关重要。对于已经发生的 MRONJ，疾病早期可以考虑保守治疗，但对于早期有颌骨暴露的创口，应积极处理，可采用局部冲洗、抗菌漱口水保持清洁、全身应用抗生素等，并酌情考虑其他辅助治疗方式。

保守治疗效果不佳的患者，可以考虑局部手术清创，对于手术处理后的创口，应注意充分松解周围软组织，无张力缝合创口，术后保持创口清洁。对于术后创口愈合不佳的患者，可以考虑予以碘仿纱条覆盖创口，隔绝外界刺激，促进肉芽组织生长。

（侯劲松　梁建锋）

# 第二节 · 抗感染治疗

药物相关性颌骨坏死病理生理学机制仍存在争议，较为公认的学说包括了抑制骨的重吸收和改建、炎症和感染浸润、抑制血管生成、软组织中有害物质累积及免疫功能紊乱等。其中，炎症

和感染一直被认为是引起骨坏死的重要因素，也有诸多研究将 MRONJ 的病因归咎于细菌感染而非骨改建紊乱。同时，菌群失衡、免疫抑制所带来的免疫功能紊乱也在一定程度上加速了骨坏死

的发展进程。由此可见，合理控制局部及全身感染，对减轻 MRONJ 症状、延缓病情发展、为手术治疗提供良好条件具有重要意义。

2019 年，由癌症支持疗法多国学会、国际口腔肿瘤学会及美国临床肿瘤学会共同编著的《MASCC/ISOO/ASCO 药物相关性颌骨坏死临床实践指南》指出，对临床表现为死骨暴露或存在可探及骨面的瘘管并伴或不伴明显感染症状的 1～3 期 MRONJ 患者，可采用口服抗菌药物、局部抗菌液冲洗等治疗方式，必要时进行疼痛控制及手术清创。由此可见，抗感染治疗在 MRONJ 中晚期治疗中具有重要作用。然而，对处于风险期及临床前期的 MRONJ 患者是否需要进行抗感染治疗，学术界始终存在争议。一是由于临床 0 期的界定存在差异，二是该类患者影像学表现不明显，且临床上不具备特定症状。因此，指南建议处于此阶段的患者在控制风险因素及定期临床随访条件下，暂无须治疗。Kim 通过对牙髓暴露的根尖周炎小鼠模型联合应用唑来膦酸及广谱抗生素研究发现，口腔固有共生微生物组可能在 MRONJ 病变早期发挥保护作用而非致病作用，提示过早使用抗感染治疗可能会对控制 MRONJ 疾病发展起到反向效果。

## 一、抗感染治疗分类

抗感染治疗可分为预防性用药和治疗性用药两大类。预防性用药主要针对应用双膦酸盐等药物后，发生牙源性感染需要进行拔牙等口腔有创操作的患者，目的是避免感染蔓延、创口迁延不愈，引发颌骨坏死。对于此类患者，操作前、后均应足量、足疗程使用有效的抗感染药物，并且妥善封闭创口，避免继发感染。治疗性用药则是针对临床已经发生 MRONJ 并伴有局部死骨、瘘管形成、流脓或发热、菌血症等症状的患者，通过口服或静脉给药，有针对性地应用抗感染药物，是为控制局部或全身症状、保障手术安全而采用的用药策略。

## 二、MRONJ 患者菌群分析及药效试验

一般认为，口腔环境为多菌群共生环境，MRONJ 感染病灶菌谱与普通口腔颌面部感染类似，需氧菌引起化脓性感染，厌氧菌引起坏死腐败性感染，真菌引起口腔黏膜表浅及深部感染。因此，为更具针对性地进行抗感染治疗，首先需要了解药物相关性颌骨坏死局部病灶的菌谱分布特点（表 6-1）。

Zhang 等认为，唑来膦酸能够改变 SD 大鼠口腔菌群结构，使拟杆菌属细菌增加、放线菌属减少，从而使广谱抗菌药物的疗效减弱。Matthias Zirk 团队采集了 71 例 MRONJ 患者骨膜或黏膜下感染病灶组织标本进行菌群鉴定及药敏试验研究，发现黏膜下软组织生物膜与从 MRONJ 病损底部获得的生物膜特点显著不同，但常见菌群却基本相同，主要包括链球菌属、普雷沃菌属、放线菌属等。因此，应用头孢菌素类，以及 β-内酰胺类抗生素和 β-内酰胺酶抑制剂对所检测微生物具有

表 6-1　颌骨骨髓炎常见菌群

| 研究团队 | 口腔菌群改变 | 抗菌药物推荐 |
| --- | --- | --- |
| Zhang 等 | 拟杆菌属细菌增加、放线菌属减少 | 广谱抗菌素疗效差 |
| Matthias Zirk 等 | 链球菌属、普雷沃菌属、放线菌属 | 头孢菌素类，以及 β-内酰胺类抗生素和 β-内酰胺酶抑制剂 |
| Russmueller 等 | 放线菌属 | 无 |
| 侯劲松等 | 多重细菌感染 | 美罗培南、万古霉素、头孢吡肟、阿米卡星、利奈唑胺、哌拉西林＋他唑巴坦 |

良好的敏感性。

Russmueller 在 111 例确诊 MRONJ 患者的死骨深层组织中发现，有 99 例（89%）组织切片和 6 例（5%）微生物培养检测出放线菌属阳性。该研究强调，放线菌属在 MRONJ 局部感染中存在率高、作用突出。以放线菌属为代表的革兰阴性菌的细胞壁中富含内毒素，其主要成分脂多糖能够导致大鼠骨坏死面积显著增加，加重局部骨坏死症状。

对放射性颌骨坏死患者的菌群分析及药敏试验研究，能够为药物相关性颌骨坏死抗感染治疗的经验性用药提供参考。中山大学附属口腔医院侯劲松团队在采集 219 例放射性颌骨坏死局部病灶渗出物时发现，病灶可表现为单一菌种和多重细菌感染并存的特点，菌谱复杂、离散度高。因此，为提高临床用药的特异性和有效性，应在用药前对病灶渗出物进行细菌培养和药敏试验。对于临床上急需控制感染症状，但药敏试验结果尚未明确的患者，建议暂时选用美罗培南、万古霉素、头孢吡肟、阿米卡星、利奈唑胺、哌拉西林和他唑巴坦等较为敏感且极少出现耐药的抗菌药物，而后再根据药敏试验结果调整用药。

也有学者认为，在未获得 MRONJ 病灶菌群分布特征、药敏试验结果之前，临床上可联合应用广谱抗菌药物、抗厌氧菌药物及抗真菌药物进行抗感染治疗。A. Agrillo 等研究发现，去除病灶死骨后，在应用臭氧治疗的同时给予 β-内酰胺类抗生素、抗真菌药及抗坏血酸药联合 0.2% 氯己定（洗必泰）漱口，能够使 MRONJ 临床症状完全消退。以上经验性联合用药需有明确的指征，通常在以下情况予以考虑：① 不明病原体的严重感染，为扩大抗菌范围，可联合用药，待细菌诊断明确后立即调整。② 单一抗菌药物不能控制的深部或顽固性感染。③ 慢性颌骨骨髓炎需长期用药治疗者。联合用药的目的是利用药物的协同作用，减少用药剂量和细菌耐药性，提高药物疗效并降低药物的毒性和不良反应。

1. 抗菌药物

目前，一般将抗菌药物按作用性质分为四类：一类为繁殖期杀菌药，如 β-内酰胺类抗生素，包括青霉素类和头孢菌素类，除了对革兰阳性菌、阴性菌有作用外，还对部分厌氧菌有抗菌作用；二类为静止期杀菌药，有氨基糖苷类、多肽类抗生素等，通常抗菌谱较窄但抗菌活性强，如庆大霉素、阿米卡星等可有效治疗产气杆菌感染，此外还有万古霉素、利奈唑胺等强效杀菌药物；三类为快速抑菌药，如四环素类、大环内酯类等；四类为慢速抑菌药，如磺胺类药物等。一、二类药物联合应用可获协同作用；一、三类药物联合应用则起拮抗作用；一、四类，二、三类，三、四类药物合用则产生相加作用。

喹诺酮类药物是近年来临床应用广泛的人工合成抗菌药物，属于杀菌药，具有抗菌谱广、抗菌力强、药效长、吸收快、不良反应相对较少的特点，代表药物有诺氟沙星、左氧氟沙星、洛美沙星等，可应用于革兰阴性杆菌骨髓炎、骨关节感染和常见的外科创口感染。对青霉素过敏的患者可应用喹诺酮类药物、甲硝唑、克林霉素、多西环素和红霉素等并取得良好的抗感染效果。

以上联合用药策略均为特定条件下的观察结果，临床用药时可受菌种、菌株差别的影响，也受致病原因、全身情况等因素左右，因此，临床上还是应尽早确定病原菌，并按适应证选择用药。

2. 抗厌氧菌药物

厌氧菌为 MRONJ 局部创口感染常见致病菌群，包括了卟啉单胞菌、乳酸杆菌属、普雷沃菌属等，因此联合应用硝基咪唑类抗厌氧菌药物和抗需氧菌药物治疗混合型感染疗效更佳。其代表性药物有甲硝唑、替硝唑、奥硝唑，可采用静脉滴注及口服给药，用药后需重点关注消化道及神经系统症状。此类药物能够抑制华法林等抗凝药物的代谢、增强抗凝药药效，同时应用时应调整用药剂量。该药在肝肾功能不全、过敏体质及血液病患者需慎用。

### 3. 抗真菌药物

肿瘤的化学治疗、免疫治疗等降低了人体对真菌的抵抗力。同时，长期不合理应用抗微生物药物破坏微生物间的生态平衡，真菌异常增殖，使得近年来人类真菌感染性疾病发病率显著增高、病情也更加严重。真菌种类繁多、致病机制复杂，一般抗菌药物对真菌无效，因此真菌感染容易出现迁延不愈、反复发作的情况，给患者生活带来巨大影响，也是临床抗感染治疗的难点之一。抗真菌药物根据用药途径，可分为局部用药和全身系统用药：① 表浅部真菌感染一般采用局部用药，如酮康唑、咪康唑、克霉唑、制霉菌素等；必要时也可采用全身用药，如特比萘芬、伊曲康唑和灰黄霉素等。② 深部真菌感染多为全身系统用药，包括两性霉素 B、伏立康唑、伊曲康唑、氟康唑、卡泊芬净和 5-氟胞嘧啶等。

由于多数 MRONJ 患者伴有肿瘤病史，且存在口腔病灶影响进食和吞咽，往往伴有较为严重的营养不良，患者体形消瘦、体重不足，因此应用抗菌药物时必须考虑个体实际情况，如年龄、体重、既往疾病、营养状态等。对老年人或肝肾功能不全的患者，可能存在药物代谢减慢、血药浓度过高等情况，应避免应用加重肝肾负担的药物。用药剂量及疗程也应因人而异，剂量过小或疗程不够无法达到治疗效果且容易引起耐药，剂量过大或疗程过长则可能引起严重的不良反应。因此，抗感染治疗必须严格掌握适应证、遵守合理用药原则，实时监控患者生命体征及感染状态，制订完整的用药方案，减少耐药及不良反应的发生，尽量达到一次性根除的治疗目的。

综上所述，作为接诊 MRONJ 患者的第一目击者的口腔颌面外科医师，从预防及治疗感染的角度，我们建议：

（1）接诊高危人群（如骨质疏松症的中老年人或肿瘤患者等）时，应详细询问病史、临床用药史，谨慎进行口腔有创操作，避免增加牙周或牙槽手术带来的感染风险。

（2）对于准备接受双膦酸盐或地诺单抗药物治疗的患者，用药前需行口腔检查，接受完善并规范的口腔治疗，尽可能地消除具有潜在感染风险的部位，如拔除患牙、洗牙、龈下刮治、根管治疗等。

（3）药物治疗中及治疗后的患者，每 8 周应由口腔专科医师行口腔检查及临床随访，采取合适的口腔保健措施，减少非必要的口腔有创操作。此类患者可以通过定期涂氟预防继发龋损导致的牙源性感染，使用抗菌液漱口、加强口腔卫生护理，必要时局部应用抗生素软膏以减少牙周组织病变带来的感染风险。

（4）接诊口内存在黄白色硬骨暴露或口内外窦道迁延不愈的患者时，在了解基础病史及完善相关影像学检查后，应明确诊断并给予专业的处理意见，如抗感染治疗或手术治疗等，尽量做到早发现、早诊断、早治疗。

（5）对于临床上急需控制感染症状而药敏试验结果尚未明确的患者，可暂时选用美罗培南、万古霉素或头孢菌素类以及 β-内酰胺类抗生素和 β-内酰胺酶抑制剂中更为敏感且极少发生耐药性的抗菌药物，而后再根据药敏试验结果调整用药。

（6）临床使用抗感染药物时，需特别重视患者的实际体重及营养状态，避免出现因用药过量发生不良反应、剂量不足诱发耐药的情况。

（侯劲松　竺　越）

## 第三节 · 高压氧治疗

高压氧治疗（hyperbaric oxygen, HBO）指在高于一个大气压的环境中，通过吸入不同浓度的氧气治疗疾病的方法。高压氧治疗可有效提高患者的血氧张力，增加血液中可溶解氧气量及其在组织中的储备和弥散，既可作为某些疾病的保守治疗方法，也可作为疾病的辅助治疗手段。目前，尚无证据显示高压氧治疗会诱发或促进癌症的发生或转移。国际高压氧医学会（Undersea and Hyperbaric Medical Society, UHMS）高压氧治疗适应证手册指出，高压氧治疗可作为颌骨坏死手术清创的辅助治疗，促进创口的愈合。高压氧治疗作为一种耐受性良好的疗法，在放射性颌骨坏死的预防和治疗中已有近 50 年的临床应用。近年来，有学者提出高压氧也可用于 MRONJ 的治疗，许多研究报道高压氧在 MRONJ 治疗中的成功案例。尽管早期的回顾研究结果令人鼓舞，但 Freiberger 等的前瞻性的随机对照实验研究结果并没发现其统计学意义。因此，高压氧治疗对 MRONJ 的确切疗效，仍需大量临床研究加以证实。

## 一、MRONJ 的高压氧治疗方式

高压氧治疗在密闭的高压氧舱内进行，一般包括加压、稳压吸氧和减压 3 个阶段。对于 MRONJ 患者，Freiberger 等建议的治疗流程如下：在 2 个大气压（0.2 MPa）下 2 次／日，2 小时／次，总共做 40 次。在高压氧治疗期间，需同时配合其他标准治疗，包括手术清创、口腔护理和必需的抗菌药物治疗等。

## 二、高压氧治疗 MRONJ 的生理机制

在正常伤口愈合能力受损的情况下，高压氧治疗是一种有效的辅助治疗方式，能增加创伤组织的氧气供应，有利于伤口愈合和组织修复。目前，MRONJ 的发生机制尚不清楚，有的研究认为，主要与破骨细胞的分化和功能、血管生成、局部感染和炎症，以及免疫抑制等病理生理机制相关。

破骨细胞是一种特殊的巨噬细胞，在骨质愈合和改建过程中发挥至关重要的作用。MRONJ 患者表现出破骨细胞活性和功能的持续性损伤，

抗骨吸收药物通过破坏破骨细胞内重要信号传导途径，如 RANKL 依赖的级联传导信号，抑制破骨细胞成熟，促进破骨细胞凋亡，最终导致骨改建能力下降和伤口愈合不良。在患有根尖周炎的小鼠模型中，Aghaloo 利用 RANKL 抑制剂诱导下颌骨坏死，证实破骨细胞的抑制是 MRONJ 的重要发病机制。破骨细胞的活性和分化由活性氧敏感信号分子调控，高压氧治疗通过为一氧化氮合酶提供底物浓度以局部增加活性氧和活性氮的产生，不仅可激活 RANKL 信号促进破骨细胞分化和成熟，还可中和双膦酸盐对破骨细胞的活性抑制，并调节其他与 MRONJ 相关的重要骨代谢途径和骨改建能力，促进组织愈合。

血管生成抑制也是 MRONJ 的发病机制之一。抗血管生成药物和双膦酸盐类药物可直接作用于血管内皮细胞，抑制内皮细胞增殖、迁移及血管管腔的形成。高压氧治疗增加活性氧和活性氮的产生，刺激伤口组织生长因子生成，包括血管内皮生长因子、血管生成素-2 和转化生长因子等，从而促进创口新生血管形成。高压氧治疗还可通过增强内皮祖细胞的功能和刺激骨髓中的造血干细胞／祖细胞动员，募集干细胞到伤口处加速血管生成，促进伤口愈合。

局部感染和炎症是 MRONJ 发生的另一重要原因。持续性的局部感染可导致持续性的骨吸收，在应用双膦酸盐的条件下，暴露于微生物脂多糖下的颌骨更易于坏死，高压氧治疗增加局部氧浓度可抑制厌氧菌的生长和繁殖，增强抗生素活性，发挥一定的控制感染作用。高压氧还可通过影响炎症细胞的功能，降低促炎细胞因子的表达，发挥减轻炎症反应和局部水肿的作用，从而加速骨形成。

近年来，免疫抑制成为 MRONJ 机制研究的新热点方向。双膦酸盐及其他抗骨吸收药物可以通过直接调控免疫细胞分化和功能导致骨坏死，还可通过影响破骨细胞调节 NK 细胞和 T 细胞，间接导致免疫紊乱诱发 MRONJ。高压氧治疗不仅增加氧浓度，可增强免疫细胞的杀菌活性，还

可促进巨噬细胞趋化，帮助伤口加速清除细胞碎片，促进伤口愈合。

## 三、高压氧对 MRONJ 的治疗效果

自 2003 年 Marx 等首次对 MRONJ 进行报道以来，早期关于高压氧作为 MRONJ 保守治疗的报道都是病例报告。2007 年，Freiberger 等报道了一组病例，在 16 例接受高压氧治疗的 MRONJ 患者中，14 例（87.5%）患者的 MRONJ 病变范围和数量均有所减少，7 例（44%）患者临床症状得到缓解，表现为暴露颌骨表面的黏膜生长和疼痛停止，8 例（50%）患者病情维持稳定。

2012 年，Freiberger 等首次报道了一项前瞻性的随机对照试验。MRONJ 患者被随机分为两组，其中一组在保守治疗的基础上接受 40 次高压氧治疗，另一组单独接受保守治疗。在 25 例接受高压氧治疗的受试者中有 17 例（68%）得到改善，21 例单独接受保守治疗受试者中仅 8 例得到改善。14 例（52%）接受高压氧治疗的患者牙龈完全愈合，对照组中仅 7 例（33.3%）患者牙龈完全愈合，尽管差异无统计学意义，但高压氧

治疗与改善疼痛症状和提高生活质量分数呈正相关。2015 年，Fliefel 等的系统性综述显示，在 45 例接受高压氧治疗的患者中，12 例（26.7%）患者伤口完全愈合，8 例（17.8%）患者部分愈合，2 例（4.4%）患者病情稳定、无恶化，无复发病例。2017 年由 Joffrey Baczkowski 牵头开展了一项国际多中心的观察性研究（NCT02932501），该研究招募了 518 例被诊断为 MRONJ 的患者，患者接受包括高压氧治疗在内的保守治疗、手术治疗或两者结合的标准治疗，并在治疗开始后进行 1 年的随访，收集和记录患者的治疗效果及预后情况，该研究已在 2024 年 4 月完成了最后 1 例患者的随访，试验结果还未公开发表。2021 年 Takuma Watanabe 等报道了 143 例接受了高压氧治疗的 MRONJ 患者，其中 97 例（67.8%）患者被治愈，其中 105 例患者在术前和术后均接受了高压氧治疗，88 例（83.8%）患者被治愈，这也是迄今为止囊括病例最多的研究。目前，虽然高压氧治疗 MRONJ 的确切疗效尚未得到严格的随机对照实验的验证，但是大多数研究者认为，将高压氧作为 MRONJ 多模式治疗的辅助治疗方式，仍然值得推荐。

（侯劲松　王文瑾）

# 第四节 · 臭氧治疗

臭氧（Ozone）是一种大气中天然存在的气体。氧气接受太阳紫外线辐射后产生能量，结构破解从而形成新的分子排列，从含有 2 个氧原子的氧气变为含有 3 个氧原子的臭氧气体。臭氧的治疗作用（Ozone therapy）由德国化学家 Christian Frederick Schonbein 于 1840 年首先发现。最初臭氧被用来消毒医用器械，后来发现，臭氧具有极好的杀菌、抗炎以及促进创面愈合、诱导组织修复等作用，被广泛应用于动脉硬化、糖尿病血管病变和慢性缺血性心脏病等多种疾病的治疗，并获得了肯定的疗效。近年来，臭氧治疗在口腔医学领域发展迅速，包括龋齿、口腔扁平苔藓、

牙龈炎和牙周炎、口臭、颌骨坏死等。此外，部分学者对 MRONJ 的臭氧治疗也进行了初步的探索。

## 一、臭氧治疗的临床应用

### 1. 臭氧治疗适应证

近年来，臭氧被广泛应用于椎间盘突出症、骨性关节炎、软组织疼痛及神经病理性疼痛等治疗，其临床疗效得到了充分的肯定。此外，由于其独特的理化性质，臭氧不仅在疼痛治疗中得到广泛应用，妇科、消化内科、皮肤科等临床科室

逐渐应用臭氧治疗相关疾病，得到良好的治疗效果。

2. 臭氧治疗禁忌证

尽管臭氧治疗适应证广泛，但也存在一定的局限性。该疗法并非适用于所有群体，比如甲状腺功能亢进症、葡萄糖-6磷酸脱氢酶缺乏症（蚕豆症）、医用臭氧过敏、孕妇、凝血功能障碍、严重心血管疾病、急性肾脏疾病等人群属于该治疗的禁忌群体，不宜接受臭氧治疗。

## 二、臭氧治疗的应用形式

医用臭氧由氧气通过医用臭氧发生器产生，具备纯度高、浓度可调控等特点。臭氧治疗可以通过多种介质实施，例如气体、水和油等。

1. 臭氧气体（Ozonated gas）

有些仪器可以通过开放式系统或密封抽吸系统产生气态臭氧。由于在开放式系统中臭氧可能会产生鼻炎、咳嗽、头痛、恶心、呕吐等不良反应，因此通常使用密封系统。

2. 臭氧水（Ozonated water）

臭氧水较早应用于口腔科。臭氧比氧气更易溶于水，常被用作漱口水来杀死细菌、病毒和真菌，可用于清洁伤口、改善伤口供氧，以解决各种病症，如口臭、牙龈或牙周疾病等，它是比气态臭氧更安全的替代品。除此之外，臭氧水还可作为强力消毒剂用于手术器械的消毒。

3. 臭氧油（Ozonated oil）

臭氧油是由臭氧和油脂类物质反应产生的，在此基础上可根据不同的用途加入其他添加物，制成各种不同类型的医用级臭氧油，使用方便并能提供更好的渗透性。

由于臭氧治疗具有价格低廉、操作简便、并发症少和适用范围广等优点，近年来臭氧在国内外的研究和应用越来越广，但其给药方式、剂量、浓度等尚不统一。因此，选择如何确定合适的给药方式、剂量和浓度以确保臭氧治疗的安全性和有效性至关重要，有必要加强相关基础和临床研究。

## 三、臭氧治疗的作用原理

医用臭氧因其优异的化学性质，在临床上可以发挥杀菌、抗炎、镇痛、增加氧供及改善微循环等作用。

1. 抗菌作用

臭氧分解产生氧化性极强的氧原子首先作用于细胞膜结构，使其破损，并继续渗透侵入胞内，作用于膜内脂蛋白和脂多糖，改变细胞通透性，导致细胞死亡，因而对细菌、霉菌等微生物具有较强的杀灭作用。

2. 抗炎作用

臭氧的抗炎机制主要包括：① 刺激抗氧化酶的过度表达以中和炎症反应中过量的氧化自由基（reactive oxygen species, ROS）。② 刺激拮抗炎症反应的细胞因子和免疫抑制因子释放，包括干扰素（interferon, IFN）、肿瘤坏死因子-α（tumor necrosis factor-α, TNF-α）和白介素-2（interleukin-2, IL-2）。③ 刺激细胞内皮释放一氧化氮（NO）及血小板源生长因子（PDGF）等引起血管扩张，促进血流，从而达到促进炎症吸收的作用。

3. 镇痛作用

臭氧可通过多种机制发挥镇痛作用，可以归结为：① 抑制前列腺素的合成，抑制缓激肽及多种疼痛复合物的释放。② 直接作用于神经末梢，并刺激抑制性中间神经元释放脑啡肽等物质。③ 增强脂质过氧化酶反应清除ROS、抑制炎症因子等释放而达到镇痛作用。

4. 刺激氧代谢，改善微循环

臭氧通过加速红细胞糖酵解速率，促进2，3-二磷酸甘油酸生成，随后进入血红蛋白分子结构中，同时释放出4个氧分子，增加组织供氧效应。臭氧还可增强丙酮酸的氧化羧基化，刺激ATP生成，即促进红细胞代谢。此外，臭氧易溶于水，增加血液含氧量，有利于改善机体组织的缺氧状况，增强组织氧合水平，进一步缓解疼痛及促进损伤组织的修复。

## 四、臭氧治疗对 MRONJ 的疗效评价

近年来，医用臭氧已被用作 MRONJ 的潜在治疗方法或辅助手段，疗效显著。2011 年，Ripamonti 等通过对 10 例临床 Ⅰ、Ⅱ 期，骨坏死病损范围 ≤ 2.5 cm 的 MRONJ 患者进行了临床试验，他们采用含有医用臭氧的油性悬液局部处理病变部位。在没有手术干预的情况下，所有患者均观察到黏膜病变的愈合和颌骨骨质的完全重建。此外，在 2 例患者的坏死区域周围观察到新骨形成。在臭氧治疗过程中，坏死骨逐渐与正常骨分离，最终只需要于门诊使用血管钳即可将死骨取出，之后患处黏膜愈合。这一研究表明，对于 MRONJ 病损范围 ≤ 2.5 cm 的患者，应用医用臭氧疗法是有效的。2012 年，Agrillo 等报道对 94 例 MRONJ 患者应用臭氧治疗，其中 57 例（60%）患者痊愈，28 例（30%）病变范围减小、疼痛好转。同年，Ripamonti 等在一项针对 24 例 MRONJ 患者的研究中，通过使用一种特殊的钟形装置局部输送臭氧，其中 18 例患者出现死骨分离，坏死骨完全或部分自发排出，口腔黏膜再上皮化，且无不良事件发生。2020 年，Goker 等采用氧气 / 臭氧混合物联合清创术对 14 例 MRONJ 患者进行治疗，患者平均随访时间为 14.3 个月，治疗后的总体愈合率为 64.2%。由此可见，医用臭氧气体或油悬浮液被用作治疗 MRONJ 的手术辅助剂，均具有较好的疗效和安全性。

MRONJ 是患者在使用抗骨吸收和抗血管生成药物后出现的一种严重不良反应。迄今为止，没有具体的前瞻性研究评估其治疗的疗效。2021 年，Fede 等进行了一项汇总系统评价（2007—2020 年），共纳入 1 137 例患者（纳入文献 36 篇，其中臭氧治疗 3 篇），发现在 MRONJ 的治疗中，

与微创手术联合特定的臭氧治疗安全且有效。另有研究提示，对于不适合手术的 MRONJ 患者，使用臭氧治疗可诱导自发性死骨分离、黏膜愈合、疼痛减轻，并可避免长期的全身性抗菌治疗和 MRONJ 病变的完全愈合。2022 年，Fede 等对 7 例不适合手术治疗的 MRONJ 患者进行临床试验，通过局部注射氧和臭氧混合物评估其对 MRONJ 患者的有效性和安全性。结果发现，在所有患者中均观察到 MRONJ 病变的完全愈合，这一结果初步验证了氧和臭氧混合物的有效性和安全性。考虑到该研究样本量小、单中心的局限性，氧和臭氧混合物是否可以显著改善 MRONJ 患者的骨愈合效果仍有待进一步研究。

综上所述，臭氧治疗作为 MRONJ 的潜在治疗方法或辅助手段，不仅可有效促进坏死骨的分离、加速伤口愈合、诱导新骨形成，显著改善 MRONJ 患者临床愈合，还可减少 MRONJ 伴随的局部并发症，或预防药物相关性骨坏死的发生。但臭氧治疗的具体用法、用量尚未统一。值得注意的是，医用臭氧的安全性是影响臭氧在临床应用的一个重要因素。当前研究表明，臭氧治疗的给药方案中浓度似乎对其治疗反应至关重要，合适剂量的臭氧治疗有利于发挥抗菌、抗炎、镇痛、增强组织氧供以及改善微循环等作用，在 MRONJ 中具有较好的疗效。但高浓度臭氧又会引起损伤效应或出现不良反应，比如当臭氧浓度过高，超过了机体的负荷，可激活 NF-κB 信号通路引起环氧化酶 2（COX2）、前列腺素 2（PEG2）及细胞因子的表达增加从而导致炎症反应及组织损伤。因此，还需大量临床试验验证其确切效果，以形成规范化的治疗策略，更好地指导 MRONJ 的临床治疗。

（侯劲松　张　鸣）

## 第五节 · 抗纤维化治疗

抗纤维化药物己酮可可碱（pentoxifylline, PTX）与维生素 E（tocopherol, TO）联合（PENTO）用于治疗放射性颌骨坏死（osteoradionecrosis of the jaw, ORNJ）已有多年历史。2005 年，Delanian 等

首先报道一项 ORNJ 的 Ⅱ 期临床试验，证实己酮可可碱和维生素 E 联合应用对 ORNJ 患者有显著疗效，但单独使用己酮可可碱或维生素 E 均不能逆转或治愈 ORNJ。肖维维等检索 1980—2017 年关于己酮可可碱和维生素 E 联合治疗 ORNJ 的随机对照研究，进行 meta 分析后发现，己酮可可碱和维生素 E 联合治疗 ORNJ 具有肯定的临床疗效。鉴于己酮可可碱和维生素 E 对 ORNJ 显著的治疗作用，一些学者也开始尝试将其用于 MRONJ 治疗。但到目前为止，其疗效和作用机制均存在一定争议。因此，要最终得到广泛的临床认可，还有待大样本临床试验予以验证。

## 一、抗纤维化药物作用机制

目前，应用于 MRONJ 的抗纤维化治疗药物主要还是己酮可可碱和维生素 E。1998 年，Delanian 等首次将己酮可可碱和维生素 E 联合用于逆转放疗导致的颈胸部软组织纤维化。随后，两者被广泛应用于不同类型的放射性纤维化疾病的治疗，如皮肤浅表放射性纤维化、肺部放射性纤维化等，均显示出良好的临床疗效。但不同抗纤维化药物的作用机制并不相同，临床医师应有充分的认识。

### （一）己酮可可碱的作用机制

己酮可可碱是一种甲基黄嘌呤衍生物，最初被用于治疗外周血管疾病，如缺血性心脏病和间歇性跛行。己酮可可碱是环状核苷酸磷酸二酯酶（PDE）的非选择性抑制剂，可增加红细胞中的 cAMP 和腺苷-5′-三磷酸，通过促进血管扩张、降低血液黏度、增加红细胞柔韧性来改善外周血流量。此外，己酮可可碱可抑制中性粒细胞活化，增加前列环素的产生，抑制血小板聚集，并降低血浆中肿瘤坏死因子 α（TNF-α）、白介素-1（IL-1）和白介素-6（IL-6）水平，从而抑制炎症、减少纤维化。Pal 等研究还表明，己酮可可碱可以促进兔骨髓基质细胞的成骨，并完全恢复兔骨质缺损的骨量、强度和矿物质特性。一般认为，

在 MRONJ 的治疗中，己酮可可碱可通过改善微循环功能和抑制炎症而发挥治疗作用。

### （二）维生素 E 的作用机制

根据分子中铬甘醇环上的甲基数量和位置不同，生育酚可分为 α、β、γ 和 δ 四种类型，其中 α-生育酚即维生素 E。维生素 E 是一种有效的氧自由基清除剂，具有抑制血小板聚集、抑制内皮细胞一氧化氮合成，以及抑制中性粒细胞和巨噬细胞产生超氧化物的抗氧化物作用。一般认为，维生素 E 可通过诱导细胞膜过氧化来清除参与 MRONJ 发病过程中的活性氧，从而发挥治疗作用。

### （三）抗纤维化药物的协同作用

己酮可可碱可通过抑制 TNF-α 来抑制炎症反应，并提供胶原酶活性；维生素 E 能清除氧自由基。两种药物的协同抗纤维化作用已被诸多临床研究所证实。在 ORNJ 的研究中，两者联合用药临床效果明显优于单一用药。在 MRONJ 治疗中，联合应用的疗效同样得到了部分临床试验的证实。

## 二、抗纤维化药物疗效评价

2010 年，Epstein 等首次报道了己酮可可碱联合维生素 E 在 MRONJ 患者中的应用。6 例 MRONJ 患者服用己酮可可碱 800 mg/d、维生素 E 800 mg/d，平均治疗 10 个月后，所有患者临床症状均改善，骨暴露面积平均减少 74%，未发现不良反应。随后，Magremanne 等发表了一例 58 岁、3 期 MRONJ 男性患者的病例报告，该病例采用己酮可可碱 800 mg/d、维生素 E 1 000 U/d 方案，治疗 1 年后，患者疼痛和感觉异常消失、黏膜愈合，CT 显示颌骨密度增加。终止药物治疗后，没有出现局部感染及颌骨暴露的复发，也未发现不良反应。

Owosho 等采用己酮可可碱 800 mg/d、维生素 E 800 U/d 治疗了 7 例 MRONJ 患者，经过平均 16.8 个月的治疗后，3 例患者颌骨暴露消失、3 例

骨暴露减少、1例无明显变化，所有患者疼痛和感觉异常消失，未发现不良反应。Seo 等的回顾性研究显示，采用己酮可可碱 800 mg/d、维生素 E 800 U/d 方案治疗 9 例 MRONJ 患者，平均治疗时间 5.5 个月后，所有患者均观察到骨愈合，未发现不良反应。一项回顾性队列研究显示，联合应用己酮可可碱和维生素 E（己酮可可碱 800 mg/d、维生素 E 800 U/d）可明显促进 MRONJ 患者的死骨分离、减小手术范围，基于 PENTO 方案和手术的联合治疗策略显示出较高的愈合率和较低的复发率。为探究己酮可可碱对 MRONJ 的作用机制，Yalcin-Ulker 等最早研究了己酮可可碱对大鼠的 MRONJ 模型的治疗效果，结果表明，己酮可可碱具有抗炎作用，有效促进了新骨形成和骨愈合，并且在拔牙前全身给予己酮可可碱可能对 MRONJ 的发生有预防效果。

然而，Gabrielle 等研究表明，接受唑来膦酸注射的大鼠，在拔牙前给予 PENTO 方案，并不能预防 MRONJ 的发生。但在 MRONJ 形成后，应用 PENTO 方案则可在组织学上降低大鼠骨坏死面积，增加骨细胞数量和血管生成。迄今为止，虽然有关抗纤维化药物治疗和预防 MRONJ 的研究并不多，但上述临床试验和动物研究基本证实了抗纤维化治疗对 MRONJ 的治疗价值。

抗纤维化治疗的疗效可以受其他因素影响。在现有研究中，应用己酮可可碱联合维生素 E 治疗 MRONJ 均辅助了 0.12% 氯己定局部冲洗（每日 2～4 次），对于有急性感染症状的患者，同时还进行了全身抗菌药物治疗。因此，联合应用 PENTO 和抗菌药物的治疗效果也需要进一步明确。此外，MRONJ 病变程度不同，治疗效果也会存在明显差异。现有研究表明，PENTO 方案可在 0 期、1 期 MRONJ 患者中获得较好的愈合率和临床改善效果，但对 2 期、3 期 MRONJ，抗纤维化治疗方案往往难以获得完全治愈。此时，死骨切除和骨缺损显微外科重建仍然是最为有效的治疗方式。

关于抗纤维化药物的最佳治疗剂量和治疗周期尚无共识。目前报道的 PENTO 治疗 MRONJ 常规方案为：己酮可可碱 400 mg，bid；维生素 E 400～500 U，bid。己酮可可碱的疗效在 2～4 周内出现，一般建议该药至少使用 8 周。Seo 等研究表明，与 PENTO 给药小于 90 天组患者相比，给药超过 90 天的患者影像检查显示其骨密度显著增加。如前所述，采用 PENTO 治疗 ORNJ 患者疗效显著，但单独使用己酮可可碱或维生素 E 均不能逆转和治愈 ORNJ。然而，到目前为止，还没有一项临床试验比较单独使用一种抗纤维化药物和联合用药治疗 MRONJ 的临床疗效。现有研究表明，MRONJ 患者对己酮可可碱、维生素 E 的耐受性较好，一般无明显不良反应。个别研究发现，己酮可可碱或可引起严重的心悸、恶心和吞咽困难，临床医生对此应予重视（表 6-2）。

表 6-2　抗纤维化药物治疗 MRONJ 的相关研究

| 作者（年份） | 纳入病例量 | 用药方案 | 治疗时间（平均） | 其他干预 | 治疗效果 | 不良反应 |
|---|---|---|---|---|---|---|
| Epstein（2010） | 6 | PTX 400 mg/d+ TO 400 mg/d | 10 个月 | 无 | 骨暴露面积平均减少 74% | 无 |
| Magremanne（2014） | 1 | PTX 800 mg/d+ TO 1 000 U/d | 12 个月 | 无 | 疼痛和感觉异常消失、黏膜愈合，CT 显示颌骨密度增加 | 无 |
| Owosho（2016） | 7 | PTX 800 mg/d+ TO 800 U/d | 16.8 个月 | 2 例患者进行了死骨切除术 | 所有患者疼痛和感觉异常消失，3 例颌骨暴露消失、3 例骨暴露减少、1 例无明显变化 | 无 |

续 表

| 作者<br>（年份） | 纳入<br>病例量 | 用药方案 | 治疗时间<br>（平均） | 其他干预 | 治疗效果 | 不良<br>反应 |
|---|---|---|---|---|---|---|
| Seo<br>（2020） | 9 | PTX 800 mg/d+<br>TO 800 U/d | 5.5 个月 | 全部患者进行<br>了碟形手术或<br>死骨切除术 | 所有患者骨暴露消失 | 无 |
| Varoni<br>（2021） | 35 | PTX 800 mg/d+<br>TO 800 U/d | 3.8 个月 | 全部患者进行<br>了死骨切除术 | 促进了患者的死骨分离、<br>减小手术范围，骨愈合率<br>增加 | 1 例出<br>现出血 |

注：PTX，己酮可可碱；TO，维生素 E。

### 三、抗纤维化治疗的前景和亟待解决的问题

目前，大多数学者认为，MRONJ 的发生与微循环功能障碍、直接细胞毒性、细菌感染和免疫功能障碍有关。在某种意义上，MRONJ 和 ORNJ 具有相似的组织学特征，如骨陷窝空虚、死骨形成、细胞和血管减少、纤维化和炎症浸润。因此，己酮可可碱的改善微循环、抑制炎症、抗纤维化作用以及维生素 E 的抗活性氧作用使得 PENTO 方案在 ORNJ 和 MRONJ 中均有一定程度的预防和治疗作用。虽然目前的观察性研究表明，己酮可可碱联合维生素 E 治疗 MRONJ 显示了一定的临床疗效，但所有研究纳入的病例量均较少，基本结论还缺乏大规模临床试验的证实。因此，为充分阐明己酮可可碱和维生素 E 联合治疗 MRONJ 的机制，明确其确切疗效，深入开展更为广泛的基础研究和大样本临床试验就显得尤为重要。

虽然许多证据显示 MRONJ 抗纤维化治疗临床改善率及治愈率较高，但需要重视的是，临床改善最佳的病例多局限于早期和中期 MRONJ（0 期和 1 期），对于晚期 MRONJ（2 期和 3 期）治疗效果往往有限。此时，手术仍是目前唯一有效的治疗方式。抗纤维化治疗药物具有服用方便、安全、疗效好、成本低等优点，但考虑到长期用药可能带来的副作用，以及最佳治疗剂量和治疗周期还不明确的现状，进一步开展大样本、前瞻性随机对照临床试验仍然十分必要。此外，如何有效联合应用己酮可可碱和维生素 E 来预防 MRONJ 的发生，也是亟待后续研究的重要课题。

（侯劲松 侯琛）

## 第六节 · 激光治疗

激光具有调节细胞代谢、减轻疼痛和促进组织愈合的特性，因而被单独或辅助用于 MRONJ 的治疗。最常用于骨生物调节的激光有氩、二氧化碳、氦/氖（helium/neon, He:Ne）和掺钕钇铝石榴石（neodymium: yttrium aluminium garnet, Nd:YAG）。激光治疗通常包括低强度激光治疗（low level laser therapy, LLLT）和激光辅助手术。LLLT 一般是指波长范围为 390～10 600 nm、功率为 $10^{-1}$～10 W/cm²、能量密度为 $10^{-2}$～$10^2$ J/cm² 的激光。常见报道的 LLLT 激光包括 Nd:YAG、He-Ne 激光、砷化镓（Gallium Arsenide, GaAs）、砷化镓铝（Gallium Aluminum Arsenide, GaAlAs）和铟镓铝磷（Indium Gallium Aluminum Phosphorus, InGaAlP）激光等。由于被照射的组织温度几乎没有升高，对组织无热损伤，因此 LLLT 也被称为软激光或冷激光。激光辅助手术主要采用铒：钇铝石榴石（Erbium-doped: yttrium, aluminum, and garnet laser, Er:YAG）激光，波长为 2 940 nm，是

一种高功率激光，对水和羟基磷灰石具有很强的亲和力，可以有效地消融特定硬组织，不会有增加热量的风险，对周围组织损伤也较小。

## 一、激光治疗作用机制

### （一）促进血管生成

与双膦酸盐（bisphosphonates, BP）对颌骨的作用相反，LLLT具有促血管生成的作用。研究表明，LLLT与促进血管内皮生长因子（VEGF）表达上调密切相关。在大鼠胫骨骨缺损实验中，LLLT上调VEGF、血管生成素2（Angiopoietin 2, ANGPT2）、血管生成素4（Angiopoietin 4, ANGPT4）、血小板衍生生长因子D（platelet-derived growth factor D, PDGFD）、成纤维细胞生长因子2（fibroblast growth factor 2, FGF2）和成纤维细胞生长因子14（fibroblast growth factor 14, FGF14）的表达。此外，大鼠缺血皮瓣的动物实验表明LLLT通过促进VEGF和低氧诱导因子-1α（hypoxia-inducible factor-1α, HIF-1α）表达以及降低基质金属蛋白酶2（matrix metalloproteinase 2, MMP2）的活性从而增加组织中形成的新血管数量，改善皮瓣的愈合。

### （二）促进软、硬组织修复

LLLT通过光生物调节作用（photobiomodulation, PBM）调节细胞及组织的新陈代谢，促进组织修复。LLLT被线粒体呼吸链Ⅳ单元中的细胞色素C氧化酶（cytochrome C oxidase, CCO）吸收，促进一氧化氮（NO）从CCO中解离，酶活性增加，三磷酸腺苷（adenosine triphosphate, ATP）产量增加，活性氧（reactive oxygen species, ROS）释放，从而引发细胞氧化还原电位，导致钙离子（$Ca^{2+}$）进入细胞，以及环磷酸腺苷（cyclic adenosine monophosphate, cAMP）增加。LLLT也可通过CCO的NO光解作用，逆转过多的NO导致的线粒体对呼吸的抑制，恢复呼吸和产生ROS。而ROS可激活转录因子核因子（nuclear factor kappa-B, NF-κB），提高细胞活性及促进细胞因子和生长因子的产生，从而影响细胞发育和增殖信号通路。除了NF-κB转录因子外，LLLT还可诱导NF-κB配体受体激活剂（RANKL）/骨保护素（osteoprotegerin, OPG）比值、HIF-1α信号、Akt/GSK3β/α-catenin通路等变化，促进细胞存活和细胞与组织修复。

动物实验表明，LLLT可以促进成骨和破骨相关基因（*BMP4*、*ALP*和*Runx2*）的表达，增强颌骨中成骨细胞和破骨细胞的活性以及上调胶原蛋白相关基因（Ⅰ型胶原蛋白）的表达，从而增加损伤部位肉芽形成、加速胶原纤维束成熟和新生骨沉积，促进骨愈合。此外，LLLT作用可通过上调增殖过程相关的蛋白如p63、CK10和CK14提高角质形成细胞的增殖水平；而成纤维细胞在LLLT照射后同样表现出细胞活力增加，增殖水平上调。综上所述，通过对细胞活性、增殖、分化、迁移和细胞因子产生等的调控，加速软、硬组织的修复，是LLLT防治MRONJ的重要机制之一。

### （三）减轻炎症反应

在脂多糖（lipopolysaccharide, LPS）诱导人类牙龈成纤维细胞（human gingival fibroblasts, hGF）炎症的模型中发现，LLLT照射可抑制ROS-HSP27-IKK-IkB-NF-κB信号通路，降低前列腺素E2（prostaglandin E2, PGE2）的生成和COX-1和COX-2的表达而产生抗炎作用。骨关节炎的体内动物实验表明，LLLT通过改变抗炎微环境如增加巨噬细胞、树突状细胞、自然杀伤细胞、CD4、CD8和Treg细胞群以及抑制白介素-6（interleukin-6, IL-6）、IL-10、肿瘤坏死因子-α（TNF-α）等促炎细胞因子表达促进炎症消退。急性呼吸道炎和肺炎的小鼠模型显示，LLLT可减少肺微血管渗漏，以及减少IL-1β、IL-6和细胞内ROS分泌，在多个层面上减轻炎症，可能是控制细胞因子风暴的有效策略。现已利用LLLT抗炎特性辅助治疗新冠感染。

### （四）镇痛

研究发现 LLLT 介导的镇痛可通过多种效应发挥作用。Chow 等提出激光被痛觉神经吸收，减慢了 C 纤维和 Aδ 纤维痛觉传导速率，降低复合动作电位的振幅，抑制神经源性炎症，从而发挥镇痛作用。在大鼠神经性疼痛的体内试验中发现，LLL 通过增加 bcl2 蛋白、减少 P2X3 受体表达以及防止谷胱甘肽减少来抑制神经细胞凋亡从而达到抗痛觉过敏的作用。一些临床研究证明了 LLLT 镇痛的有效性，疼痛减轻可能是由于中枢和外周神经纤维传导阻滞以及内啡肽的释放。Pereira 等在大鼠镇痛模型中发现，LLLT 镇痛除了抑制了因 IL-1β 和 TNF-α 等炎症因子分泌导致热阈值和机械阈值降低而产生疼痛超敏反应外，也与内源性阿片类物质的激活密切相关。此外，LLLT 镇痛还与内源性镇痛物质前列腺酸性磷酸酶的增加有关。这些机制的研究使得 LLLT 在缓解 MRONJ 患者疼痛方面具有较大的应用价值和发展空间。

### （五）促组织黏附

有研究者发现 Er:YAG 激光照射后的骨愈合速度较常规骨切割后的愈合速度更快，这可能是由于激光照射后表面不规则性增加，并且手术中产生的玷污层少，手术创面干净，使其更有利于血液成分在愈合早期黏附到骨组织上。Er:YAG 激光有良好的杀菌效果，经过其处理的组织表面可有效减少放线菌、念珠菌和厌氧菌等的二次感染，从而促进组织的黏附愈合。此外，Er:YAG 激光对坏死骨的微创消融可引导健康骨出血，有利于组织未来的血管重建，促进组织黏附愈合。

## 二、激光治疗 MRONJ 的临床应用

目前，临床上常用于 MRONJ 治疗的激光主要有 Nd:YAG、InGaAlP、GaAlAs、GaAs 二极管激光和 Er:YAG。下文将依次对这几种激光治疗 MRONJ 的临床现状进行阐述。

### （一）Nd:YAG 激光

Nd:YAG 激光是 LLLT 常用于 MRONJ 治疗和预防的激光类型，其波长为 1 064 nm。Vescovi 等将 19 例 MRONJ 患者分成 4 组，分别是：① G1，仅接受药物治疗（$n=3$，阿莫西林＋甲硝唑或头孢他啶）。② G2，接受药物和手术治疗（$n=7$）。③ G3，接受药物和 Nd:YAG 激光治疗（$n=2$）。④ G4，接受药物、手术和 Nd:YAG 激光联合治疗（$n=7$），其中 Nd:YAG 激光采用功率 1.25 W，频率 15 Hz，功率 268.81 $W/cm^2$，能量密度为 14.37 $J/cm^2$，距组织 1～2 mm，每次持续 1 分钟，重复 5 次。实验结果显示，接受药物、手术和 Nd:YAG 激光治疗组的口腔黏膜完全愈合率明显高于其他组。Vescovi 等进一步纳入更多的病例，发现 Nd:YAG 激光治疗有改善 MORNJ 疗效的潜能。此后，Vescovi 等进行了一项前瞻性临床试验，对 219 例接受 BP 治疗的患者进行 589 次拔牙，术前 3 天、术后 2 周常规抗生素治疗（阿莫西林）联合 Nd:YAG 激光治疗（功率 1.25 W，频率 15 Hz，每次持续 1 分钟，重复 5 次，持续 2 个月），随访发现仅 5 例患者出现小范围骨暴露，其余患者愈合良好。Vescovi 等进一步对 36 例曾诊断患有 MRONJ 且愈合的患者进行了 82 次拔牙，术前 3 天、术后 2 周常规抗生素治疗（阿莫西林）以及术后接受 Nd:YAG 激光治疗（功率 1.25 W，频率 15 Hz，每次持续 1 分钟，重复 5 次，持续 2 个月），术后随访发现仅 2 例患者在 2～8 周出现伤口愈合困难，存在小的骨碎片，均无疼痛和脓液排出。Porcaro 等、Mergoni 等和 Sahin 等的研究也发现，Nd:YAG 激光可有效预防 MRONJ 的发生。综上研究可知，Nd:YAG 激光可以作为预防和治疗 MRONJ 的辅助疗法。

### （二）InGaAlP 二极管激光

Martins 等对 InGaAlP 二极管激光治疗 MRONJ 的效果进行了研究。将 22 例 MRONJ 患者分成 3 组：① G1，仅接受药物治疗（$n=3$，克林霉素

或阿莫西林）。② G2，接受药物联合手术治疗（n=5）。③ G3，接受药物、手术、富血小板血浆和 LLLT 的联合治疗（n=14），其中 LLLT 选择的是波长为 660 nm 的 InGaAlP 激光，设置为功率 40 mW，光斑大小 0.042 cm²，能量密度 6 J/cm²，照射时间 6 秒，总能量每点 0.24 J。结果显示，术后 1 个月 G3 组中无骨暴露的比例（86%）显著高于 G1 组（0）和 G2 组（40%）。Momesso 等对一例有 BP 服用史和种植牙史且诊断为 2 期 MRONJ 患者使用 InGaAlP 二极管激光进行治疗，设置为波长 810 nm，功率 100 mW，频率 50/60 Hz，能量密度为 0.3～0.5 J/cm²。6 个月后，患处完全愈合，12 个月后未见 MRONJ 复发。

### （三）GaAlAs 二极管激光

da Guarda 等报道了一例 82 岁拔牙后接受 BP 治疗出现 MRONJ 的病例，对其进行药物（阿莫西林）、手术联合 GaAlAs 二极管激光治疗（波长 860 nm，功率 70 mW，能量密度为 0.3～0.5 J/cm²，每次 48 小时，每次照射 90 秒，持续 10 天），术后随访 12 个月，口腔愈合良好，生活质量提高。Altay 等将 11 例诊断为 2 期或 3 期的 MRONJ 患者采用药物、手术和 GaAlAs 二极管激光的联合治疗（波长 808 nm，功率 0.5 W，能量密度为 5 J/cm²，术后第 1、3、5、7 天使用），所有患者的症状均得到完全缓解。Del Pilar Rodriguez-Sanchez 等报道了一例 3 期 MRONJ 病例，在手术治疗后接受 GaAlAs 二极管激光辅助治疗（波长 808 nm，能量密度为每点 19.43 J/cm²，总能量为 4.4 J，功率为 50 mW，功率密度为 1.76 W/cm²，光斑大小为 0.028 3 cm²），随访 2 个月后，口腔黏膜完全愈合，未发现任何症状。因此可知，LLLT 激光治疗结合传统治疗方法对晚期 MRONJ 病灶的治疗可取得良好的效果。

### （四）GaAs 二极管激光

Scoletta 等对 20 例 MRONJ 患者进行了 GaAs 二极管脉冲激光治疗（波长 904 nm，频率 50 kHz，能量密度为 28.4 J/cm²），治疗结束后观察到临床病损面积减小，水肿、化脓、瘘管和疼痛等症状均有明显减轻。Romeo 等将 7 例病损区域有较明显痛感的 MRONJ 患者纳入研究使用 GaAs 二极管激光治疗，其中 6 例患者的疼痛感明显减轻，NRS 疼痛评分的平均值从 5.5 分下降到 2.0 分。综合以上研究，说明 GaAs 二极管激光对于减轻 MRONJ 病损区域的疼痛具有积极作用。

### （五）Er:YAG 激光

Er:YAG 激光，波长为 2 940 nm，对水和羟基磷灰石具有良好的亲和力。组织吸收 Er:YAG 激光后最初会产生水蒸气，水蒸气膨胀并产生压力，直到发生微爆炸并清除组织，这种爆炸烧蚀的过程称为热诱导机械烧蚀。从组织表面喷出的烧蚀碎片携带着大部分能量，能有效消融骨组织，而剩余的小部分热量不会导致周围组织凝固或碳化。Er:YAG 激光在组织中的辐射穿透力非常小（0.1 mm），提供了安全保障，能进行精确微创的临床操作。鉴于以上特点，临床上将 Er:YAG 激光应用于 MRONJ 患者的手术治疗中。在一项 49 例患者的回顾性研究中发现，与传统手术组（n=20）和药物治疗组（n=19，阿莫西林、甲硝唑或头孢他啶）相比，药物联合脉冲 Er:YAG 激光治疗组（n=10，去死骨：能量 200～250 mJ，频率 10 Hz，VSP 模式、手持件 R07 Ti、纤维 800 μm；照射：能量 50 mJ，频率 15 Hz，VSP 模式、手持件 R07 Ti、纤维 800 μm，能量密度 27～54 J/cm²，功率 0.15～0.3 W/cm²）骨暴露率更低且软组织愈合更佳。Stubinger 等对 8 例接受 BP 治疗后确诊 MRONJ 的肿瘤患者进行脉冲 Er:YAG 激光治疗（脉冲能量 1 000 mJ，脉冲持续时间 300 μs，频率 12 Hz，能量密度 157 J/cm²），术后伤口愈合良好，所有患者均未出现明显并发症，4 周内软组织完全恢复。在超过 12 个月的随访检查中，软组织状况稳定。Vescovi 等将 190 例确诊为 MRONJ 患者分成 5 个治疗组：① G1 组，仅接受药物治疗（阿莫西林和甲硝唑）。② G2 组，药物联合 Nd:YAG 激光治疗。③ G3 组，药物联合传统手术治疗。④ G4 组，药物、传统手术联合 Nd:YAG 激光治疗。⑤ G5 组，药物、Nd:YAG 激光联合脉冲 Er:YAG 激光手术治疗（脉冲能量 250～300 mJ，频率 20～30 Hz，能量密度 50～60 J/cm$^2$）。随访发现 G5 组治愈率明显高于其他组。Vescovi 等和 Porcaro 等采用荧光引导的 Er:YAG 激光消融死骨联合 Nd:YAG 二极管激光治疗 3 期 MRONJ 患者后创口完全愈合，患者无症状。此外，在接受药物、手术联合 Nd:YAG 激光治疗后未完全愈合的 MRONJ 骨暴露处行 Er:YAG 激光手术，可使黏膜完全愈合。综合上述研究表明，采用 Er:YAG 激光的微创手术方法联合 LLLT 的使用是 MRONJ 治疗的良好选择。

## 三、激光治疗面临的局限性

激光因具有高效性、抗菌性、疼痛感低、促伤口愈合、精准靶向刺激、易操作等特点，成为近年来 MRONJ 治疗的研究方向之一。目前已有一定数量的研究支持 LLLT 可用于 MRONJ 治疗，但是这些研究缺乏一致的生物学和物理学变量报道，如激光种类、功率、剂量、频率、应用时间、激光源与组织间的距离及被治疗组织之间的组织学差异等。因此，有必要进行更多的前瞻性随机对照研究，以弥补 LLLT 的应用在可重复性方面的不足，为临床实践提供更广为认可的标准。

（侯劲松　宋　繁）

# 第七节 · 特立帕肽治疗

特立帕肽（teriparatide, TPTD）是重组人甲状旁腺激素（rhPTH），即人甲状旁腺激素类似物，为甲状旁腺激素（parathyroid hormone，PTH）的前 34 个氨基酸片段，具有 PTH 参与人体钙磷代谢、维持钙磷平衡的生理功能，使用治疗剂量的 TPTD 可以促进骨形成。TPTD 是美国食品药品管理局（U.S Food and Drug Administration, FDA）首个授权用于治疗骨质疏松的骨合成代谢药物。

MRONJ 的病因和发病机制尚未完全明确。较公认的观点认为，众多危险因素可通过引起成熟破骨细胞凋亡，使破骨细胞绝对数量减少，导致骨改建失衡。因此，作为骨合成代谢药物，TPTD 逐渐被用于 MRONJ，以促进颌骨再生。

2007 年开始，即有零散的病例报道显示 TPTD 对 MRONJ 有较好的疗效。近年来，不同学者相继报道了 TPTD 治疗 MRONJ 的临床随机对照试验和相关基础研究。2022 年，美国口腔颌面外科医师协会制定的临床指南认为 TPTD 有望作为 MRONJ 的辅助治疗药物。

## 一、TPTD 治疗 MRONJ 的作用机制

双膦酸盐类药物（bisphosphonates, BP）是引起 MRONJ 最常见的药物，除引起成熟破骨细胞凋亡，还可抑制破骨细胞分化。PTH 及其类似物可以上调成骨细胞和骨细胞的 RANKL 表达，促进破骨细胞分化。但 TPTD 作为重组人甲状旁腺激素能否通过 RANKL 途径促进破骨细胞分化、缓解 MRONJ，仍需进一步研究。

MRONJ 的病理表现为黏膜与颌骨的慢性炎症。在 BP 诱导的 MRONJ 患者的黏膜中发现辅助性 T 细胞 17（Th17）和 IL-17 升高，使机体处于炎症状态。TPTD 可以增加调节性 T 细胞（Treg）数量，维持 Treg/Th17 比例平衡，增强间断给药诱导的骨形成。

## 二、TPTD 治疗 MRONJ 的剂量

在现有研究中，采用 TPTD 治疗 MRONJ，人体皮下或黏膜下注射的剂量均为 20 μg/d，持续

用药 8 周。在大鼠 MRONJ 模型中，给药剂量为 2 μg/（kg·d）、10 μg/（kg·d）、20 μg/（kg·d）时，TPTD 治疗 MRONJ 呈现出剂量依赖性。在小鼠 MRONJ 模型中，当 TPTD 给药剂量提升至 30 μg/（kg·d）时，其疗效反而不如给药剂量为 3 μg/（kg·d）或 10 μg/（kg·d）的小鼠。有学者曾尝试对患者进行腹部皮下注射 TPTD，56.5 μg/w，持续 8 周，发现骨钙素水平明显升高。随访半年，患者口内创口愈合，影像学显示新骨形成。另一项临床对照研究发现，TPTD 给药剂量为 20 μg/d 的疗效要优于给药剂量为每周 56.5 μg。由此可见，TPTD 治疗 MRONJ 的最佳剂量仍有待进一步研究。

## 三、TPTD 治疗 MRONJ 的有效性

在动物模型中 TPTD 对 MRONJ 有显著疗效。研究者在 120 只大鼠体内建立 MORNJ 模型并进行分组，分别于拔牙前、后注射不同剂量的 TPTD，结果发现，术后使用 TPTD 的疗效要优于术前使用 TPTD。同时，在 MORNJ 样大鼠模型中模拟 MRONJ 导致的病理性骨折，并对大鼠进行黏膜下注射 TPTD，2 μg/（kg·d）持续 4 周或 8 周，发现 TPTD 可以促进 MORNJ 样病理性骨折的愈合。因此，TPTD 可能可以作为 MRONJ 病理性骨折的辅助治疗手段之一。

2007 年，Richard 首次报道了 TPTD 成功治疗 MRONJ 的案例，患者为 75 岁女性，有双膦酸盐类药物用药史，拔牙后出现骨坏死。保守切除死骨后，皮下注射 TPTD，20 μg/d，持续用药 10 个月，患者黏膜、骨暴露创面愈合，影像学检查显示病损处有新骨形成。2010 年，Cheung 等报道 TPTD 成功治愈 1 例 MRONJ，患者为 88 岁女性，有 20 年糖皮质激素（5 mg/d）和 10 年阿仑膦酸钠（70 mg/w）用药史。患者于 1 年前拔牙后，出现拔牙创疼痛、化脓等症状。皮下注射 TPTD，20 μg/d，持续用药 8 周后症状消失，影像学检查发现病损处有新骨再生。2014 年，Kim 等对

15 例 MRONJ 患者进行黏膜下 TPTD，20 μg/d，联合维生素 D 和钙治疗，持续用药 6 个月后，62.5% 的患者症状改善并降低 1 级临床分期，37.5% 的患者症状明显改善并降低 2 级临床分期，部分患者甚至完全愈合。2015 年，有研究将 TPTD 作为 MRONJ 的辅助治疗手段，治疗 8 例确诊为 MRONJ 的老年女性患者。该组患者 63～91 岁，双膦酸盐类药物的用药史为 9～108 个月，临床分期为 2 期或 3 期，均接受黏膜下 TPTD 注射，20 μg/d，持续用药 1 年。其中，5 例 2 期患者在治疗期间接受死骨切除，2 例 3 期患者在治疗期间接受局麻下拔牙窝清创。7 例患者黏膜、骨面创口完全愈合，1 例患者口内仍有窦道但无死骨继续形成。2020 年，Kim 等对 34 例确诊为 MRONJ 的患者进行双盲临床随机对照试验。试验组患者接受黏膜下注射 TPTD，20 μg/d，持续用药 8 周，对照组患者接受黏膜下注射同等剂量安慰剂，随访 1 年。结果表明，在第 52 周时，试验组的病灶愈合率（45.4%）明显高于对照组（33.3%），并且试验组患者的骨体积明显增加。2021 年，L Dos Santos Ferreira 等通过 meta 分析发现，在 45.1% 单独使用 TPTD 的病例中观察到死骨消退，在 54.9% 应用其他方案联合 TPTD 治疗的病例中观察到症状缓解。1 期 MRONJ 患者骨坏死完全消退的可能性是 3 期患者的 1.21 倍。一般认为，TPTD 联合抗生素治疗可以作为早期 MRONJ 的治疗方式之一。

综上所述报道，采用 TPTD，无论是在病例报告、队列研究、临床随机对照试验，还是动物实验中，均呈现出对 MRONJ 治疗的有效性。因此，其可以作为 MRONJ 的辅助治疗手段。

## 四、TPTD 的药物不良反应

2002 年，Vahle 等对大鼠皮下进行 TPTD，5～75 μg/（kg·d）持续给药 2 年，发现约 26% 的大鼠罹患骨肉瘤，并且其发病率与 TPTD 用药量呈正相关。为探究 TPTD 与骨肉瘤发生的相关性，FDA 制定了为期 15 年的药物监测计划，结

果显示，在监测期内，TPTD 相关的骨肉瘤发病率与骨肉瘤本身的发病率并无显著差异。

随着 TPTD 广泛应用于临床，国内外陆续出现 TPTD 药物不良反应的病例报道。近两年，有不同学者对 TPTD 的药物不良反应进行了文献分析，2 篇文献分析共纳入了 20 例患者。其中，以女性（85.71%）及 60 岁以上老年人（78.57%）居多，约 90% 的患者合并有基础疾病。现有报道发现 TPTD 引起的药物不良反应涉及多系统，最常累及骨骼肌肉系统（30%）、营养代谢系统（30%）、皮肤及附件（20%）等。TPTD 的药物不良反应：发生于皮肤及附件主要表现为皮肤钙质沉着、非尿毒症钙化、瘙痒性红斑丘疹和斑块；发生于骨骼肌肉系统表现为臀部和大腿痉挛性疼痛；代谢异常表现为碱性磷酸酶升高、转氨酶升高、高钙血症；心血管系统表现为无症状短暂性低血压、心动过速。极少数患者的药物不良反应较为严重，1 例患者表现为促进原有肝肿瘤生长，1 例表现为过敏性休克。

TPTD 药物不良反应出现的时间为首次给药后 5 分钟到多次给药后 1 年。其中，21.43% 患者的不良反应出现在给药 30 分钟内，多表现为心动过速、过敏性休克、短暂性低血压。57.14% 患者的不良反应出现在多次给药的 4～6 个月，少部分患者的不良反应出现在多次给药的 6～12 个月。大部分的不良反应在停药后均可自愈。

因此，临床医师在患者接受 TPTD 用药 30 分钟后，可以让患者保持坐位或躺位，同时加强对患者的医疗监护，做好应急措施。尚无进一步研究证实 TPTD 与骨肉瘤有无明显相关性。一般建议用药时间最好不超过 24 个月。在用药 6～12 个月内，可提醒患者适当观察皮肤和肌肉骨骼情况，必要时检测患者生化指标。

TPTD 作为一种新型骨代谢药物已经广泛应用于颌骨再生相关疾病的治疗，但是，因为缺乏更有力的临床证据以及其自身潜在诱发骨肉瘤的风险，TPTD 尚未成为治疗 MRONJ 的常规药物。近年来多项研究证实了 TPTD 治疗 MRONJ 的有效性和安全性。因此，临床医师可基于对患者病情和全身健康状况的评估，结合患者自身意愿，酌情将 TPTD 作为 MRONJ 的辅助治疗手段。

（侯劲松　田国莉）

# 第八节 · 营养支持治疗

双膦酸盐类药物、抗血管生成类药物或激素类药物除了引起颌骨代谢紊乱及骨坏死外，还会影响机体免疫和营养代谢，增加能量、蛋白质和某些微量营养素消耗。在 MRONJ 治疗和康复全周期，均应及时监测患者营养状况，加强膳食和营养指导。充足的能量、蛋白质和各类营养素摄入，有利于促进机体蛋白质合成，增加肌肉量，改善营养状态，提高患者对临床治疗耐受性，防治营养相关并发症，加速康复。

## 一、营养风险筛查与营养不良评估

营养风险筛查是应用营养筛查工具判断患者营养相关风险的方法。营养不良评估是对有营养风险的患者，采取体格检查、营养调查和生化检测等方法，综合分析判断患者是否存在营养不良及其严重程度。

### （一）营养风险筛查

国内外营养风险筛查工具有十多种，包括营养风险筛查 2002（nutrition risk screening 2002, NRS2002）、微型营养评定（mini-nutritional assessment, MNA）和营养不良通用筛查工具（malnutrition universal screening tool, MUST）等。住院患者在入院后 24 小时内，由具有营养资质或经过相关培训的医师或护士完成首次营养风险筛查。

目前国内大部分医院多采用 NRS2002 开展住院患者营养风险筛查。NRS2002 总评分包括 3 个部分的总和，即疾病严重程度评分 + 营养状态受损评分 + 年龄评分（表 6-3）。总评分 ≥ 3 分表明患者存在营养风险，需进行营养不良评估并考虑给予营养治疗；总评分 < 3 分，则每周再进行一次营养风险评估。

### （二）营养不良评估

目前常采用全球（营养）领导人倡议的营养不良评定标准（Global Leadership Initiative on Malnutrition, GLIM）评估患者是否存在营养不良。

如果患者存在营养风险，例如 NRS2002 评分 ≥ 3 分，则采取 GLIM 法判断患者是否存在营养不良以及评定营养不良严重程度。

（1）GLIM 法共有 5 项指标，分别包括 3 个表型标准指标（phenotypic criteria）（非自主体重丢失、低 BMI 及肌肉量降低）和 2 个病因标准指标（etiologic criteria）（摄食减少或消化吸收障碍、炎症或疾病负担）。同时具备 1 个表型指标和 1 个病因指标即可以诊断营养不良（表 6-4）。

（2）当诊断为营养不良且表型指标中有以下任一情况时，可评定为中度（1 期）或重度（2 期）营养不良（表 6-5）。

#### 表 6-3 NRS2002 评分内容和分值

| 项 目 | 内 容 | 分值 |
|---|---|---|
| 疾病严重程度（选取其中最高分） | 无下述疾病 | 0 分 |
| | 髋关节骨折，慢性疾病合并急性并发症，包括肝硬化、COPD、血液透析、糖尿病、一般肿瘤患者 | 1 分 |
| | 腹部大手术，卒中，重度肺炎，血液恶性肿瘤 | 2 分 |
| | 颅脑损伤，骨髓移植，ICU 患者且 APACHE > 10 分 | 3 分 |
| 营养状态受损评分（选取其中最高分） | 正常营养状态，或食物摄入（均指 1 周内）与正常需要量基本一致 | 0 分 |
| | 3 个月内体重丢失 > 5%，或食物摄入比正常需要量低 25%～50% | 1 分 |
| | 2 个月内体重丢失 > 5%，或食物摄入比正常需要量低 50%～75% | 2 分 |
| | 1 个月内体重丢失 > 5%，或食物摄入比正常需要量低 75%～100%；或 3 个月内体重丢失 > 15%；或 BMI < 18.5 kg/m$^2$，且一般情况差 | 3 分 |
| 年龄 | ≥ 70 岁者 | 1 分 |

#### 表 6-4 GLIM 法诊断营养不良标准*

| 项 目 | 内 容 | 诊断结果 |
|---|---|---|
| 表型标准 | a. 非自主体重丢失 | 6 个月内体重丢失 > 5%，或 6 个月以上丢失 > 10% |
| | b. 低 BMI | 70 岁以下 BMI < 18.5 kg/m$^2$，或 70 岁以上 < 20.0 kg/m$^2$ |
| | c. 肌肉减少 | 小腿围（CC）、上臂肌围（MAMC），和（或）人体成分分析仪等检测提示肌肉减少 |
| 病因标准 | a. 摄食减少或消化吸收障碍 | 摄入量 ≤ 50% 的能量需求超过 1 周，或任何摄入量减少超过 2 周，或存在任何影响消化吸收的慢性胃肠状况 |
| | b. 炎症或疾病负担 | 急性疾病/创伤，或慢性疾病如恶性肿瘤、COPD、充血性心力衰竭、慢性肾衰竭或任何伴随慢性或复发性炎症的慢性疾病 |

注：*BMI 和肌肉量降低/亏损的界值均参考文献，采取亚洲人标准。

表 6-5　GLIM 法诊断营养不良程度或分期[*]

| 项　目 | 内　容 |
|---|---|
| 1 期，中度营养不良（至少符合 1 个标准） | （1）体重：6 个月内丢失 5%～10%，或 6 个月以上丢失 10%～20%；<br>（2）BMI：70 岁以下 < 18.5 kg/m$^2$、70 岁以上 < 20 kg/m$^2$；<br>（3）肌肉量轻至中度减少 / 亏损，包括：<br>　1）CC：男 < 30 cm、女 < 29 cm；<br>　2）HGSWT（握力体重比）：男 < 0.330 5、女 < 0.214 4；<br>　3）MAMC：男 < 18.66 cm、女 < 17.06 cm |
| 2 期，重度营养不良（至少符合 1 个标准） | （1）体重：6 个月内丢失 > 10%，或 6 个月以上丢失 > 20%；<br>（2）BMI：70 岁以下 < 17.0 kg/m$^2$、70 岁以上 < 18.5 kg/m$^2$；<br>（3）肌肉量重度减少 / 亏损，包括：<br>　1）CC：男 < 27.5 cm、女 < 27 cm；<br>　2）HGSWT：男 < 0.226 7、女 < 0.137 5；<br>　3）MAMC：男 < 16.49 cm、女 < 5.08 cm |

注：*BMI 和肌肉量降低 / 亏损的界值均参考文献，采取亚洲人标准。

## 二、营养治疗

营养治疗包括饮食和肠内、肠外营养支持治疗，对于有营养风险的患者，可以按照五阶梯营养疗法顺次制订营养治疗方案（表 6-6）。

按表中的层级，当第一层不能满足 60% 目标能量和蛋白质需求 3～5 天时，选择第二层营养治疗方案，以此类推，以确保患者获得科学、合理和及时的营养支持治疗。

### （一）饮食指导和营养教育

药物相关性颌骨坏死的发生、发展是一个复杂且长期的过程，其最根本的危险因素是药物的使用。

MRONJ 患者大多数是康复期肿瘤患者，通常已经采取手术、放化疗或者抗肿瘤药的病因治疗，但可能还面临器官功能修复、营养状况恢复等问题。在围手术期及出院后的康复期，应重点保证能量和蛋白质的摄入量，保证能量来源比例合理，并充足摄入各类营养物质，达到均衡营养的目的。

饮食指导和营养教育，是以改善患者的营养状况为目标，通过营养科学的信息交流，帮助个体和群体获得食物与营养知识，形成科学合理饮食行为和习惯的教育活动和过程。

中国营养学会提出的《中国居民膳食指南（2022 版）》是合理安排日常饮食或自制流质食物的基本营养要求，可有效帮助患者科学选择食物和合理搭配膳食，达到维持健康、防治疾病和促进康复的目的。

《中国居民膳食指南（2022 版）》建议每天的膳食应包括谷薯类、蔬菜水果、畜禽鱼蛋

表 6-6　营养风险患者的五阶梯（层）营养疗法

| 层　级 | 营养疗法 |
|---|---|
| 第一层 | 合理饮食 + 营养教育 |
| 第二层 | 合理饮食 + 口服营养补充（oral nutritional supplements, ONS） |
| 第三层 | 全肠内营养（total enteral nutrition, TEN） |
| 第四层 | 部分肠内营养（partial enteral nutrition, PEN）+ 部分肠外营养（partial parenteral nutrition, PPN） |
| 第五层 | 全肠外营养（total parenteral nutrition, TPN） |

奶和豆类食物。食物多样性是平衡膳食模式的基本原则，建议平均每天摄入12种以上食物，每周25种以上，合理搭配。每天摄入谷类食物200～300 g，其中包含：全谷物和杂豆类50～150 g；薯类50～100 g。蔬菜水果、全谷物和奶制品是平衡膳食的重要组成部分。餐餐有蔬菜，保证每天摄入不少于300 g的新鲜蔬菜及200～350 g的新鲜水果，每天喝300～500 mL液态奶。经常吃大豆制品，适量吃坚果。平均每天摄入动物性食物总量为120～200 g，建议每周吃鱼2次或300～500 g、蛋类300～350 g、畜禽肉300～500 g。少吃深加工肉制品。鸡蛋营养丰富，吃鸡蛋不弃蛋黄。优先选择鱼，少吃肥肉、烟熏和腌制肉制品。养成清淡饮食的习惯，避免重油重盐的饮食。成年人每日摄入食盐不超过5 g、烹调油25～30 g。

合理安排一日三餐，定时定量。每天饮水1 500～1 700 mL。坚持日常身体活动，每周至少进行5天中等强度身体活动，累计150分钟以上。主动身体活动最好每天走6 000步。鼓励适当进行高强度有氧运动，加强抗阻运动，每周2～3天。

## （二）能量营养素供给

碳水化合物、蛋白质和脂肪是人类的三大营养素，即宏量营养素，也称能量营养素。其中，碳水化合物是生命的驱动力，蛋白质是生命的基石，脂肪是生命的燃料。能量营养素供给过多，将引起脂肪堆积、肥胖、高血脂等相关代谢性慢性疾病，还可能增加炎症、应激等风险；而能量不足，易导致机体难以保持健康状态，发生营养不良，降低机体耐受，影响活动能力，也可诱发多种疾病，如贫血、癌症等。

中国居民膳食营养素参考摄入量（DRI，2013年）推荐轻体力活动成年男性能量为2 250 kcal/d，女性为1 800 kcal/d。但在临床实际工作中，需针对患者围手术期及康复期个体特点来测定或计算能量需要量。能量目标需要量首选间接测热法测量，无法测定时可采用体重公式计算法，即标准体重乘以相应的能量系数。标准体重（kg）= 身高（cm）−105。体重正常的患者能量系数为30 kcal/kg，消瘦者为35 kcal/kg，超重、肥胖分别为25 kcal/kg和20 kcal/kg。能量系数还应根据年龄、性别、体重变化、营养状态的变化等情况酌情加减。

患者治疗期及康复期所需的三大宏量营养素应保持合适的供能比例，以促进机体更好地合成蛋白质和适当储备能量。通常情况下，碳水化合物供能比推荐为50%～60%，蛋白质供能比为15%～20%或按1.2～1.5 g/（kg·d）计算，脂肪供能比为20%～30%。临床上还应根据患者治疗阶段、疾病分期、用药史及结合基础疾病、患者年龄等动态调整三大营养素的供能比例。例如，药物相关性颌骨坏死围手术期，如果存在白蛋白降低，则应增加蛋白质的摄入，按1.5～2.0 g/（kg·d）计算，以促进创口的愈合；但若存在急性/慢性肾功能不全，蛋白质的摄入应小于0.8～1.0 g/（kg·d）。优质蛋白质应占总蛋白质量的50%以上。当患者对胰岛素的敏感性下降，体内血糖水平持续偏高时，应适当减少碳水化合物的供能比例，优化糖脂比例，限制饱和脂肪酸摄入，并增加不饱和脂肪酸摄入；肥胖患者应给予低脂肪膳食。

## （三）微量营养素补充

维生素和矿物质统称为微量营养素。微量营养素对人体有很多的作用，可调节能量和三大宏量营养物质代谢，维持正常的生理功能，促进身体的新陈代谢，增强体质、提高抵抗力，有助于疾病防治。一种或多种微量营养素长期摄入不足或缺乏，不仅会导致相应的缺乏症，还可能诱发疾病，延迟康复甚至影响临床预后。营养支持治疗中应包含充足的微量营养素。微量营养素的需要量可参照DRI（2013版），其中，维生素A（VA）推荐摄入量男、女分别为800 μgRE/d、700 μgRE/d，VD为10 μg/d，VE和VK的适宜需要量分别为14 mg α-TE/d、80 μg/d，VB$_1$推荐摄入量为1.2 mg/d，VB$_2$为1.2 mg/d，VB$_6$为1.6 mg/d，VB$_{12}$为2.4 mg/d，VC为100 mg/d，钙为800 mg/d，磷为 720 mg/d，镁为 330 mg/d，铁的推荐摄入量男、女分别为 12 mg/d、20 mg/d，男、女锌分别为 12.5 mg/d、7.5 mg/d，碘 120 μg/d，硒 60 μg/d。膳食食物参照中国营养学会推荐的《中国居民平衡膳食宝塔（2022 版）》的推荐量并合理搭配，或者选用全营养特殊用途配方食品实施肠内营养治疗，均可以满足相应能量的微量营养素的基本需求。

### （四）营养支持治疗的选择

营养支持治疗是当患者由于各种原因导致无法或不愿正常进食，进食的营养素不足时采取各种途径给予营养物质的方法，根据营养给予的途径，分为肠内营养（enteral nutrition, EN）和肠外营养（parenteral nutrition, PN）支持治疗两大类。

EN 是指经消化道给予营养的方式，包括口服营养补充（oral nutritional supplements, ONS）和管饲营养支持途径。PN 是指通过静脉给予营养的方式，包括周围静脉和中心静脉输注。相比于 PN，EN 是更符合人体生理需求的营养支持方式，具有保护人体机械、生物、化学、免疫屏障的优势，因此当胃肠道条件许可时，首选 EN。若因局部病变或治疗限制不能利用胃肠道时，可考虑 PN。根据临床需要选择合理的全部或部分的 EN 和（或）PN 治疗。MRONJ 的患者胃肠道功能一般不受影响，因此营养支持常以 EN 为主。

1. 术前营养支持

MRONJ 患者因存在不同程度的疼痛、颌骨暴露、口内外窦道等，影响患者的正常进食，导致患者术前存在一定程度的营养风险或已经发生营养不良，需要进行营养支持。

如果没有营养风险，则建议在平衡膳食基础上，增加富含优质蛋白质的食物，包括鸡蛋、鱼、瘦肉、奶制品等。如果存在营养风险，则在经口进食的基础上，给予 ONS 400～600 kcal。ONS 一般安排在两餐间及睡前，即"3+3"膳食营养补充模式，包括三正餐日常饮食和三餐 ONS。时序营养研究表明，在夜间加餐 ONS，尤其是含有优质蛋白质的营养支持，有利于改善营养状况。存在营养不良的患者术前使用 ONS 应 ≥ 7 天。术前的营养支持应持续 7～10 天，更短时间的营养支持难以达到预期效果。当经口进食物和 ONS 总的热量不足 60% 的能量需求超过 3～5 天时，可考虑采取管饲给予全肠内营养支持治疗，如果肠胃功能障碍，可以采取营养支持途径，依次选择为 EN、补充性肠外营养（SPN）联合 EN 及全肠外营养（TPN）。

围手术期患者能量需要建议采用间接测热法测量，或者按每公斤标准体重 25～30 kcal/d 的方法估算，其中标准体重（kg）按公式身高（cm）−105 计算。蛋白质的目标需要量为每日 1.2～1.5 g/kg，最高可达 2.0 g/kg。术前营养支持强调蛋白质补充，有利于术后恢复。有研究结果表明，每餐中摄入 25～35 g 蛋白质可最大限度地促进肌肉蛋白的合成。在肠胃功能良好状态下，优先选择 EN 支持治疗，且优先考虑使用整蛋白型肠内营养制剂，例如特殊医学用途配方食品（food for special medical purpose, FSMP）全营养型。为达到足量蛋白质摄入量，在标准 EN 制剂基础上可额外添加蛋白质组件，推荐为每天 2～3 次，全天口服强化蛋白质补充剂所含蛋白质总量宜 ≥ 18 g。

贫血、脱水或肥胖可能使 MRONJ 症状加重，因此术前需进行针对性的处理。如有贫血，需先明确贫血病因。若为营养相关性贫血，则建议补充相关营养素。一般建议术前 5 天开始停用维生素 K。脱水则补充流失的水分和电解质，推荐以口服补充电解质配方制剂等方法进行补充。肥胖患者的能量系数可调整为 20 kcal/（kg·d），给予低脂肪饮食。

MRONJ 的治疗多为择期手术。营养状况良好患者且无营养风险患者，无须营养支持，而中或重度营养不良患者术前应实施营养支持治疗 7～10 天，部分患者的营养支持治疗的时间可延长至 4 周，待营养状态改善后再确定手术时间。营养不良的改善有利于减少手术风险，降低术后并发症的发生率，促进患者康复。

### 2. 临近术前的进食指导

《加速康复外科中国专家共识及路径管理指南》（2019 版）指出，围手术期营养管理贯穿加速康复临床实施路径，术前营养、血糖控制、液体治疗、术后饮食等措施对患者术后康复至关重要。指南推荐临近术前，进食应遵循如下"2 小时、6 小时、10 小时原则"：① 提倡禁饮时间延后至术前 2 小时即可。此前可口服不含酒精、含少许糖的透明无渣的清饮料。研究表明，在术前 2～3 小时饮用清流食，并不增加反流与误吸的风险。无误吸风险的非糖尿病患者，麻醉前 2 小时可摄入适量的清流质如碳水化合物制剂，无法进食或术前禁饮患者可静脉输注葡萄糖。② 在麻醉前 6 小时，可进食不含脂肪及肉类的淀粉类固体食物和牛奶等乳制品，但应注意，不宜食用油炸、脂肪及肉类等胃排空时间长的食物。③ 术前 10 小时可口服 12.5% 的葡萄糖总计 800 mL，以提供能量支持。对于术前不存在胃肠梗阻、胃排空延迟、胃肠蠕动异常的患者，多数情况无须术前隔夜禁食。

虽然缩短术前禁食时间和术前口服碳水化合物制剂并不能够显著改善患者营养状况，但缩短术前禁食时间可避免患者机体过早进入分解代谢状态，缓解术前口渴、饥饿及烦躁，减轻手术应激反应，缓解胰岛素抵抗，减少蛋白质损失和禁食对胃肠功能的损害，从而促进术后快速康复。

### 3. 术后营养支持

原则上，在患者身体条件允许的情况下，术后应尽早鼓励患者进食。术后早期进食可以促进肠道蠕动功能恢复，保护肠黏膜，维持肠道菌群正常生长，刺激肠道正常分泌免疫物质，降低术后感染发生。MRONJ 的术后患者由于存在口内创口，进食受到一定限制，常需要进行营养支持治疗。术后如果能进食，则采取经口进食和 ONS。如果不能经口进食，则管饲肠内营养制剂，若仍无法满足能量及蛋白质需要量，则考虑采取补充性 PN 增加营养。术后早期进食食物品种和各类营养给予量应遵循循序渐进增减的原则。

（1）经口进食和 ONS。如果能经口进食，则先给予普通流质，根据患者的手术创伤和耐受情况，及早转为半流质、半固态和普通固体食物。转变需循序渐进，并逐渐增加食量，1 周内逐渐达到营养目标量。推荐目标能量为 25～30 kcal/（kg·d），蛋白质为 1.5～2.0 g/（kg·d）。当经口饮食能量摄入少于正常量的 60% 时，应鼓励增加 ONS，必要时出院后继续 ONS。当患者经口进食加 ONS 合计能够达到营养目标量一半以上时，则应鼓励继续通过 ONS 给予 FSMP 等全营养肠内营养制剂，必要时增加蛋白质组件，以满足能量及蛋白质需要量。

（2）管饲 EN。部分 MRONJ 的患者术后由于存在口腔创口、口内外相通、行颌骨修复重建等，常导致不能早期经口进食。当经口摄入不足（＜60%），且持续时间＞7 天，或者术前已采取管饲 EN 者，可考虑管饲喂养。在生命体征平稳的情况下，术后 24 小时内尽早开始管饲 EN。预估管饲营养＞4 周且无须腹部手术，可考虑通过胃造瘘置管给予 EN。胃肠道功能正常患者推荐使用标准整蛋白质的 FSMP 全营养 EN 配方制剂。对于伴有消化吸收功能障碍患者，可选用短肽制剂。

当患者出现胃肠道喂养不耐受，包括恶心、呕吐、腹胀、腹痛、肛门排气排便明显减少、胃残留量（GRV）＞200 mL 或腹部影像学异常等表现时，需要考虑调整 EN 制剂种类和（或）减少摄入量。近年来有专家共识或指南报道，在无肠内营养禁忌证且 GRV 不大于 500 mL 时，可以继续肠内营养，且提出重症患者无须常规监测 GRV。

（3）PN。具有营养风险但不宜或不能耐受 EN 患者应及早给予 PN，存在肠道功能障碍、肠缺血或肠梗阻的患者则宜尽早采取 TPN。待病情好转，应根据情况尽快启用或增加 EN 供给，采用逐渐减少 PN 而增加 EN 的方式，最终实现全 EN，直至经口进食。

## 三、药物相关性颌骨坏死康复期营养管理

部分 MRONJ 患者的康复时间较长，及时有效地对 MRONJ 患者开展康复期间的营养指导，选择合适的营养康复措施，有助于保证患者处于良好的营养状态，以维持机体免疫功能、促进组织修复，为加速患者康复提供充分的物质基础。

### （一）出院前准备

在 MRONJ 患者出院前，需要评估患者术后营养状况，作为院外营养支持治疗的依据。规范的营养筛查和评估应该贯穿于患者治疗康复的全过程。出院后由于营养环境、活动强度和心理状态等均会发生改变，住院期间的营养方案可能不适合居家康复时长期使用，因此需要参考住院期间的营养方案，结合当前营养评估结果，制订院外营养支持治疗方案，同时应给患者及其居家照护人共同进行营养指导和营养宣教。

### （二）居家营养指导

居家营养指导的目的是使患者及家属获得科学的营养知识，树立正确的营养观念，形成合理饮食习惯，养成健康良好的生活方式。

MRONJ 患者由于代谢的特殊性和存在口内创口，机体对蛋白质和各类营养物质的需求高，部分患者康复期仍有一段时间需要采用流质或半流质饮食，摄入的营养物质往往无法满足机体康复需求。应指导 MRONJ 患者康复期及时增加优质蛋白质摄入，提高动物肉类、大豆及其制品、乳制品的摄入量，以促进创口的愈合。同时保证营养均衡，指导流质或半流质食物合理搭配及其制作方法，保证康复所需的全面营养需要。具体方法可参照《中国居民平衡膳食宝塔（2022 版）》中的要求，将蛋类、肉类等动物性食物与谷类、蔬菜和烹调油混合，用搅拌机制成半流质或全流质食品，口服或管饲喂养。奶类、鲜榨果汁可以直接服用。膳食食物中能量或部分营养物质摄取不足者，存在营养风险的患者，或者同期进行颌骨修复重建术的特殊患者，推荐使用肠内营养制剂行 ONS 方案且不少于 4 周，严重营养不良患者的 ONS 方案应更长，一般在 3 个月或以上，直到营养不良得到改善。

管饲患者拔除胃管前需进行吞咽功能评估，以判断患者能否经口进食。具备吞咽功能者，可拔除胃管，采取经口进食，必要时进行经口进食训练。经口进食需遵循循序渐进的原则，即从少到多，从全流质逐步过渡到半流质、软食，直至普通饮食。

指导患者及家属，在居家期间应定期记录摄食情况及体重变化。若进食量无法增量至目标，或体重出现持续下降，提示可能存在营养不良风险，需尽早寻求专业医护人员的帮助。在给予患者营养指导的同时，还应给予适当的心理辅导和运动指导，提高依从性，以便更好地落实营养方案。

### （三）定期随访

根据患者病情及出院前营养评估情况，预先制订患者随访计划，包括随访形式、频次，以及营养评估、营养方案调整和营养指导等随访内容。

1. 随访形式和频次

不同的随访形式各有优缺点，可以根据需要，灵活掌握和采用。门诊随访和家庭访视可以了解更多的患者情况，电话或微信随访相对简便和快捷，还可采取短信提醒及定期开展院内外集中教育。一般在患者出院后 24～48 小时内随访 1 次，出院后 7～10 天应返回门诊进行回访及评估，指导下一步营养支持治疗方案。

2. 随访内容

随访内容主要包括评估患者自我营养管理和营养监测能力、营养方案实施情况及评估营养状况，根据评估情况给予相应的营养指导。门诊随访内容包括饮食营养摄入情况回顾、营养相关的体格测量和血液生化指标，了解患者营养状况及营养治疗效果，及时发现并纠正院外期间患者饮食和营养摄入存在的问题，达到预防和治疗营养不良的目的。

（黄秋雨）

# 第九节 · 生物治疗

不同临床分期的 MRONJ，其治疗方法会存在一定差异。对于部分 MRONJ 患者，手术切除病变组织是获得有效治疗的主要途径，但是手术切除会造成颌面部软、硬组织缺损，影响患者生存质量。此外，由于药物抑制骨组织吸收改建和血管生成，还可能导致创面愈合缓慢和骨坏死复发，给 MRONJ 颌面部功能及外形重建也带来挑战。近年来，重组人骨形态发生蛋白-2（recombinant human bone morphogenetic protein-2, rhBMP-2）、自体浓缩血小板（autologous platelet concentrates, APC）和间充质干细胞（mesenchymal stem cell, MSC）等生物治疗方法在 MRONJ 治疗中得到了广泛应用，初步显示了其增强骨重塑和血管生成、免疫调节以及促进组织愈合的潜力，为 MRONJ 临床治疗和修复重建提供了新的选择。

## 一、概念及内涵

生物治疗融合了前沿的科学研究理论和先进的生物技术方法，面向临床开展医学转化实践。与传统化学药物不同，生物治疗是指利用新型生物技术制备的以细胞、生物大分子（基因、抗体、蛋白质和多肽）或调节生物反应的小分子等作为特殊"药物"的治疗方式。从操作模式上生物治疗可分为细胞治疗和非细胞治疗。随着组织工程技术、分子技术和干细胞生物学等的快速发展，应用于 MRONJ 的生物治疗也取得了一些新进展。目前，应用于 MRONJ 的非细胞治疗主要是 rhBMP-2。APC 和 MSC 治疗则属于生物治疗中细胞治疗的范畴。

## 二、生物治疗在 MRONJ 的应用

### （一）rhBMP-2 的应用

BMP-2 是转化生长因子-β（transforming growth factor-β, TGF-β）超家族成员之一，能诱导未分化间充质干细胞向成骨细胞定向分化，促进成骨细胞分化成熟与增殖，参与骨生长发育及重建过程，加速骨缺损的修复。此外，BMP-2 在骨修复过程中可激活内皮细胞，是控制血管生成和血管维持的重要因素。目前，rhBMP-2 因其骨及血管诱导特性被认为具有逆转 MRONJ 患者骨重塑抑制的潜在作用，可用于 MRONJ 患者的治疗。

rhBMP-2 作为骨移植材料在 2002 年获得了美国食品药品管理局（FDA）的批准。对于无严重并发症的早期 MRONJ 患者，局部应用 rhBMP-2 可作为一种保守治疗方法。然而，rhBMP-2 通常不作为单一的治疗方式使用，而是与手术治疗联合，用于坏死颌骨切除之后的骨缺损修复重建。为达到最佳治疗效果，rhBMP-2 应与合适的生物支架材料结合，才能持久、稳定地释放到骨缺损区域，持续地增强骨重塑和血管重建，促进骨修复。

Min 等运用 rhBMP-2 结合可吸收胶原蛋白海绵（absorbable collagen sponge, ACS）对 18 例下颌骨 MRONJ 进行治疗，结果表明，rhBMP-2/ACS 治疗后有助于局部新骨形成。Kim 等还采用微型钛板固定 rhBMP-2/ACS 对 3 例下颌骨严重缺损的 MRONJ 患者进行修复重建，取得了满意的临床效果，3 例患者均痊愈，且无并发症发生。

rhBMP-2 与 ACS 的结合被证明是一种非常有前途的治疗方法。然而，胶原蛋白载体结构稳定性差，在严重骨缺损患者中可能被软组织挤压变形，需要使用钛板和钛网等高强度的材料给予机械保护。Brierly 等在 MRONJ 大鼠模型中探讨了应用聚乙二醇-肝素水凝胶作为 rhBMP-2 递送工具的有效性，聚乙二醇-肝素水凝胶的肝素成分可将 rhBMP-2 加载到构造中，提高其稳定性并获得持续释放，有利于改善 rhBMP-2 在临床的应用效果，防止出现局部炎症和异位骨形成的副作用，而且填充水凝胶/rhBMP-2 可显著刺激破骨细胞

活性、增加骨体积和骨细胞密度。

β-磷酸三钙（β-tricalcium phosphate, β-TCP）也可作为 rhBMP-2 的生物材料支架，它是一种新的成骨材料，被破骨细胞吸收后可由新骨替代，被广泛应用于骨科和口腔科领域的骨再生治疗。

Mikai 和 Tanaka 等证实了在 MRONJ 样小鼠模型的拔牙窝移植 β-TCP 吸附的 rhBMP-2 可减少拔牙窝周围坏死的牙槽骨，增强骨形成，具有预防和治疗 MRONJ 样症状的潜力。但截至目前，β-TCP 等骨组织工程材料尚未广泛应用于 MRONJ 患者骨缺损的修复，主要原因是 MRONJ 的发生与骨重塑抑制增强有关，但这些人工材料并不能激活骨重塑。

Jung 等认为，特立帕肽可通过促进骨的合成与代谢，重新激活受抑制的骨重塑作用，为 rhBMP-2 促进骨再生创造条件。于是着手探讨了特立帕肽联合手术切除坏死骨后，局部应用 rhBMP-2 是否可以为 MRONJ 患者提供更好的疗效。结果发现，特立帕肽联合 rhBMP-2 的骨再生率明显高于 rhBMP-2 组和对照组，虽然局部单独应用 rhBMP-2 利于颌骨再生，但由于本研究患者年龄较大，与年轻人相比愈合能力明显减弱，其治疗作用也相对有限。但是基于上述发现，有理由认为，在 MRONJ 患者中短期使用特立帕肽联合 rhBMP-2，可以有效促进 MRONJ 术后骨再生。

### （二）自体浓缩血小板的应用

自体浓缩血小板可由自体全血经过离心后获得，含有不同细胞类型（血小板、白细胞）、生长因子和其他生物活性物质。APC 的血小板浓度是外周血的 4～8 倍，血小板中含有大量的生长因子，如血小板衍生生长因子（PDGF）、表皮生长因子（EGF）、TGF-β、血管内皮生长因子（VEGF），它们之间有良好的协同作用，可在局部激发软、硬组织的再生和愈合潜能。APC 是再生医学中很有前途的治疗药物。APC 经历了几代的发展，主要包括第一代的富血小板血浆（platelet-rich plasma, PRP），第二代的富血小板纤维蛋白（platelet-rich fibrin, PRF）和第三代的注射用富血小板纤维蛋白（injectable platelet-rich fibrin, i-PRF）。不同的 APC 呈现不同的属性，PRP 主要在第 1 小时释放生长因子，而 PRF 的生长因子可持续稳定释放至少 1 周。目前，以 APC 形式作为细胞治疗方法已被建议用于 MRONJ 治疗。APC 制备简单，一般是在术前或术中收集患者自体血液，离心处理后弃去上清液和底部红细胞层即可获得。其治疗方式也很简便，在术中去除所有病变组织后，用注射器或移液器将 APC 置于创口处，然后行无张力的创口关闭。

2007 年，Adornato 等对 MRONJ 患者采用手术切除死骨并结合使用自体 PRP，治疗效果非常明显，治愈率达 83%，认为此疗法可作为临床治疗 MRONJ 的重要选项，这也是 APC 首次应用于 MRONJ 患者的治疗。此后有大量研究也证实了手术联合 APC 对 MRONJ 治疗有效性。

PRF 作为第二代 APC，包括纯富血小板纤维蛋白（pure platelet-rich fibrin, P-PRF）和富白细胞-富血小板纤维蛋白（leucocyte-rich platelet-rich fibrin, L-PRF）两种，其与 PRP 的不同在于，制备方式的改良使得血小板和白细胞数量增加，纤维蛋白基质中生长因子浓度增加。纤维蛋白基质类似于支架，可包裹血小板和细胞因子，促使生长因子随着时间推移缓慢而稳定地释放，L-PRF 内的白细胞则在免疫调节和促进 VEGF 的产生中发挥重要作用。因此，L-PRF 可促进组织血管化，加速术区的愈合，对软、硬组织的再生及减轻术后炎症反应有十分积极的作用。

Park 等进行了一项前瞻性研究，将 55 例纳入的 MRONJ 患者随机分配到骨缺损处接受 L-PRF 单独治疗或 L-PRF 与 rhBMP-2 联合治疗，患者术前均进行抗生素保守治疗及专业的口腔卫生保健。与单独使用 L-PRF 治疗（成功率 88%）相比，联合使用 L-PRF 和 rhBMP-2 治疗的患者其 MRONJ 症状显著消退，术区愈合加快，表现出更好的预后效果（成功率 96.7%）。L-PRF 的纤维蛋白可以为 rhBMP-2 提供基质支持作用，使

rhBMP-2可逐渐释放，促进组织血管化、刺激软组织愈合和骨重塑，从而有助于MRONJ的成功治疗。该研究中MRONJ病灶局部感染会显著延缓术区愈合，因此，术前有必要进行抗生素治疗，除了控制局部感染外，还能促进L-PRF的治疗效果。

Lopez-Jornet等在2016年发表的一篇系统综述显示，APC联合手术治疗MRONJ时，治愈率为85.98%。2020年，Fortunato等发表的系统综述表明，APC联合手术的治愈率（87.8%）优于单独手术（63.8%），但无统计学意义（$P=0.0788$）。尽管当前缺乏足够的科学证据证明APC治疗MRONJ的确切效果，也缺乏具体的治疗方案，但考虑到其局部免疫调节特性和加速组织愈合的潜力，仍被认为是治疗MRONJ有前景的辅助药物。

### （三）间充质干细胞的应用

间充质干细胞一般来源于成人骨髓或脂肪组织，但也存在于其他各种组织中，它易于分离纯化及体外扩增。MSC具有自我更新和多向分化能力，可以分化为成骨细胞、软骨细胞和脂肪细胞等组织形成细胞，分泌多种细胞因子和生长因子，恢复其周围微环境并修复组织缺损，显示出巨大的临床治疗潜力。随着组织工程与再生医学的发展，MSC因其分化成骨细胞的能力和免疫调节特性，被用作组织缺损修复的移植材料。目前，骨髓、脂肪、血液、脐带等多种组织来源的MSC已被分离并以移植的形式，应用于对MRONJ治疗效果的研究。移植MSC在小鼠、大鼠、猪、比格犬和人体内均取得了良好的效果。

应用MSC移植治疗MRONJ的主要有两种方式：① 静脉注射MSC。在体外分离纯化后扩增培养，通过静脉注射将MSC用于MRONJ治疗，这种方式仅在MRONJ动物模型（包括小鼠、大鼠和小型猪）中报道。静脉注射MSC存在明显缺陷，MSC可能无法到达病变区域，存在肺栓塞风险，并可能促进癌症患者的癌细胞生长和转移。② 局部MSC的应用。对于小的缺损，可将高浓度的MSC直接注射的骨缺损区，依靠微环境的作用促进MSC分化成骨。对于大的缺损，可将MSC复合到生物材料上，然后植入骨缺损处。MSC在局部微环境下分化为成骨细胞，同时刺激局部内源性MSC增殖分化。通过破骨细胞和多种细胞因子、生长因子的作用，生物材料逐渐被矿物化、血管化，直至吸收后替换成新的骨组织。由于MSC的免疫原性低，异体正常MSC也可用于移植治疗，为临床推广提供了便利条件。

合适的生物材料可在新生骨完全形成之前提供足够的空间和机械支持，同时可附着MSC为细胞间的信号传导和相互作用创造条件，诱导新骨形成。当前，在MRONJ相关研究中应用到的生物支架材料繁多，有纤维蛋白海绵、胶原蛋白膜、聚乙醇酸片（polyglycolic acid sheet, PCA sheet）、β-TCP、羟基磷灰石（HA）、脱蛋白牛骨矿物基质（deproteinized bovine bone mineral, DBBM）、脱矿骨基质（demineralized bone matrix, DBM）等。

在临床实践中，应用MSC治疗MRONJ只有5篇报道，涉及12例患者，且都是病例报告。临床应用的MSC多为自体骨髓来源或脂肪来源。与大多数动物研究相似，所有MRONJ病例都在MSC的预期作用下结合一些生物材料支架和生长因子进行细胞移植治疗，术后随访发现MRONJ症状都有显著改善。

Cella等在1例对常规治疗无效的MRONJ 3期患者中应用自体骨髓MSC后，MRONJ完全愈合。他们将取自髂骨后上嵴的MSC与PRP一起注射在纤维蛋白海绵载体中，置于骨病变处。2周后患者症状缓解，病变改善。术后15个月CT扫描观察到病变区有同心骨化和骨质改善，30个月后无MRONJ表征，证实完全愈合。Gonzalvez-Garcia等发表的病例报告与Cella等的病例报告相似，但他们是采用自体MSC联合β-TCP、DBM和PRP对MRONJ进行治疗，术后6个月CT显示溶骨病变缩小，颌骨内侧皮质骨再生。

Voss等对6例2期MRONJ患者进行手术切除坏死骨，应用自体凝血酶将取自髂骨的MSC

移植到骨缺损处，覆盖胶原蛋白膜，在术后的12～54个月的随访中，所有患者愈合良好，创口完全闭合，无复发。他们认为，MSC 移植联合手术切除，是有效治疗 MRONJ 的一种很有前途的方法。

Santis 等对 2 例 MRONJ 患者进行手术切除坏死骨后，将已在体外扩增 3～4 周的 MSC 嵌入 Bio-Oss 骨胶原蛋白中，放置于骨缺损处。术后 1 年，2 例患者没有出现 MRONJ 表征。Bouland 等在 2 例 MRONJ 患者探究 L-PRF 作为自体三维纤维蛋白支架与含有 MSC 和内皮祖细胞的脂肪组织

基质血管组分（stromal vascular fraction, SVF）联合应用的治疗效果，SVF 具有很强的骨分化和血管生成特性，能增强骨和血管的形成。结果显示，2 例患者的口腔黏膜都在 1 个月内愈合。第 15 个月 CBCT 检查显示，骨缺损区有呈同心圆骨化和渐进性骨再生。

目前，虽然多个研究证实应用自体 MSC 治疗 MRONJ 能取得良好的临床效果，但仍缺乏具体、统一的治疗方案，因此，还需要更多的、高质量的前瞻性研究来指导临床应用。

（侯劲松　蔡鸿仕）

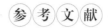

参 考 文 献

［1］ 石汉平，许红霞，李苏宜，等. 营养不良的五阶梯治疗［J］. 肿瘤代谢与营养电子杂志，2015，2（1）：29-33.

［2］ 肖维维，陈媛丽，宗春琳，等. 己酮可可碱和维生素 E 联合治疗放射性颌骨骨坏死的 Meta 分析［J］. 中华口腔医学研究杂志（电子版），2017，11（4）：218-224.

［3］ 中国营养学会. 中国居民膳食指南［M］. 北京：人民卫生出版社，2022.

［4］ 中国营养学会. 中国居民膳食营养素参考摄入量（2013 版）［M］. 北京：科学出版社，2014.

［5］ 中华医学会肠外肠内营养学分会，中国医药教育协会加速康复外科专业委员会［J］. 加速康复外科围术期营养支持中国专家共识（2019 版）［J］. 中华消化外科杂志，2019，18（10）：897-902.

［6］ 中华医学会肠外肠内营养学分会. 2023 年中国成人患者肠外肠内营养临床应用指南［J］. 中华医学杂志，2023，103（13）：946-974.

［7］ Adornato M C, Morcos I, Rozanski J. The treatment of bisphosphonate-associated osteonecrosis of the jaws with bone resection and autologous platelet-derived growth factors［J］. J Am Dent Assoc, 2007, 138(7): 971-977.

［8］ Aghaloo T, Hazboun R, Tetradis S. Pathophysiology of osteonecrosis of the Jaws［J］. Oral Maxil Surg Clin, 2015, 27(4): 489-496.

［9］ Agrillo A, Filiaci F, Ramieri V, et al. Bisphosphonate-related osteonecrosis of the jaw (BRONJ): 5 year experience in the treatment of 131 cases with ozone therapy［J］. Eur Rev Med Pharmacol Sci, 2012, 16(12): 1741-1747.

［10］ Aguirre J I, Castillo E J, Kimmel D B. Biologic and pathologic aspects of osteocytes in the setting of medication-related osteonecrosis of the jaw (MRONJ)［J］. Bone, 2021, 153: 116168.

［11］ Aifantis K E, Shrivastava S, Pelidou S H, et al. Relating the blood-thinning effect of pentoxifylline to the reduction in the elastic modulus of human red blood cells: an in vivo study［J］. Biomaterials science, 2019, 7(6): 2545-2551.

［12］ Aimbire F, Ligeiro de Oliveira A P, Albertini R, et al. Low level laser therapy (LLLT) decreases pulmonary microvascular leakage, neutrophil influx and IL-1beta levels in airway and lung from rat subjected to LPS-induced inflammation［J］. Inflammation, 2008, 31(3): 189-197.

［13］ Aimbire F, Lopes-Martins R A, Albertini R, et al. Effect of low-level laser therapy on hemorrhagic lesions induced by immune complex in rat lungs［J］. Photomedicine and laser surgery, 2007, 25(2): 112-117.

［14］ Alicia Gilsenan K M, David Harris N K, David McSorley E B A. Teriparatide did not increase adult osteosarcoma incidence in a 15-year US postmarketing surveillance study［J］. J Bone Miner Res, 2021, 36(2): 244-251.

［15］ AlRowis R, Aldawood A, AlOtaibi M, et al. Medication-related osteonecrosis of the Jaw (MRONJ): a review of pathophysiology, risk factors, preventive measures and treatment strategies［J］. Saudi Dent J, 2022, 34(3): 202-210.

［16］ Altay M A, Tasar F, Tosun E, et al. Low-level laser therapy supported surgical treatment of bisphosphonate related osteonecrosis of jaws: a retrospective analysis of 11 cases［J］. Photomedicine And Laser Surgery, 2014, 32(8): 468-475.

［17］ Angiero F, Sannino C, Borloni R, et al. Osteonecrosis of the jaws caused by bisphosphonates: evaluation of a new therapeutic approach using the Er:YAG laser［J］. Lasers in Medical Science, 2009, 24(6): 849-856.

［18］ Anuța V, Talianu M T, Dinu-Pîrvu C E, et al. Molecular mapping of antifungal mechanisms accessing biomaterials and new agents to target oral candidiasis［J］. Int J Mol Sci, 23(14): 7520.

［19］ Azzi A. Molecular mechanism of alpha-tocopherol action［J］. Free Radic Biol Med, 2007, 43(1): 16-21.

［20］ Berger M M, Shenkin A, Schweinlin A, et al. ESPEN micronutrient guideline［J］. Clin Nutr, 2022, 41(6): 1357-1424.

［21］ Beth-Tasdogan N H, Mayer B, Hussein H, et al. Interventions for managing medication-related osteonecrosis of the jaw［J］. Cochrane Database Syst Rev, 2022, 7(7): CD012432.

［22］ Bocanegra-Pérez S, Vicente-Barrero M, Knezevic M, et al. Use of platelet-rich plasma in the treatment of bisphosphonate-related osteonecrosis of the jaw［J］. Int J Oral Max Surg, 2012, 41(11): 1410-1415.

［23］ Bocci VA. Scientific and medical aspects of ozone therapy. State of the art［J］. Arch Med Res, 2006, 37(4): 425-435.

［24］ Bouland C, Meuleman N, Widelec J, et al. Case reports of medication-related osteonecrosis of the jaw (MRONJ) treated with uncultured stromal vascular fraction and L-PRF［J］. J Stomatol Oral Maxillofac Surg, 2021, 122(2): 212-218.

［25］ Boykin J V Jr, Baylis C. Hyperbaric oxygen therapy mediates increased nitric oxide production associated with wound healing: a preliminary study［J］. Adv Skin Wound Care, 2007, 20(7): 382-388.

［26］ Brierly G I, Ren J, Baldwin J, et al. Investigation of sustained BMP delivery in the prevention of medication-related osteonecrosis of the Jaw (MRONJ) in a rat model［J］. Macromol Biosci, 2019, 19(11): e1900226.

［27］ Broderick C, Forster R, Abdel-Hadi M, et al. Pentoxifylline for intermittent claudication［J］. The Cochrane Database of Systematic Reviews, 2020, 10(10): Cd005262.

［28］ Bullock G, Miller C A, McKechnie A, et al. A review into the effects of pamidronic acid and zoledronic acid on the oral mucosa in medication-related osteonecrosis of the jaw［J］. Frontiers in Oral Health, 2021, 2: 822411.

［29］ Burkus J K, Gornet M F, Dickman C A, et al. Anterior lumbar interbody fusion using rhBMP-2 with tapered interbody cages［J］. J Spinal Disord Tech, 2002, 15(5): 337-349.

［30］ Buzalaf M A R, Levy F M. Autologous platelet concentrates for facial rejuvenation［J］. J Appl Oral Sci, 2022, 30: e20220020.

［31］ Cavalcante R C, Tomasetti G. Pentoxifylline and tocopherol protocol to treat medication-related osteonecrosis of the jaw: a systematic literature review［J］. J Craniomaxillofac Surg, 2020, 48(11): 1080-1086.

［32］ Cella L, Oppici A, Arbasi M, et al. Autologous bone marrow stem cell intralesional transplantation repairing bisphosphonate related osteonecrosis of the jaw［J］. Head Face Med, 2011, 7: 16.

［33］ Ceponis P, Keilman C, Guerry C, et al. Hyperbaric oxygen therapy and osteonecrosis［J］. Oral Dis, 2017, 23(2): 141-151.

［34］ Chen A C, Arany P R, Huang Y Y, et al. Low-level laser therapy activates NF-kB via generation of reactive oxygen species in mouse embryonic fibroblasts［J］. PLoS One, 2011, 6(7): e22453.

［35］ Cheung A, Seeman E. Teriparatide therapy for alendronate-associated osteonecrosis of the jaw［J］. N Engl J Med, 2010, 363(25): 2473-2474.

［36］ Chow R, Armati P, Laakso E L, et al. Inhibitory effects of laser irradiation on peripheral mammalian nerves and relevance to analgesic effects: a systematic review［J］. Photomedicine and Laser Surgery, 2011, 29(6): 365-381.

［37］ Cicciù M, Herford A S, Juodžbalys G, et al. Recombinant human bone morphogenetic protein type 2 application for a possible treatment of bisphosphonates-related osteonecrosis of the jaw［J］. J Craniofac Surg, 2012, 23(3): 784-788.

［38］ Clarkson J E, Worthington H V, Eden O B. Prevention of oral mucositis or oral candidiasis for patients with cancer receiving chemotherapy (excluding head and neck cancer)［J］. The Cochrane Database of Systematic Reviews, 2000, 2: Cd000978.

［39］ Cortese A, Casarella A, Howard C M, et al. Epi-mucosa fixation and autologous platelet-rich fibrin treatment in medication-related osteonecrosis of the jaw［J］. Dent J (Basel), 2021, 9(5): 50.

［40］ Crisan M, Yap S, Casteilla L, et al. A perivascular origin for mesenchymal stem cells in multiple human organs［J］. Cell Stem Cell, 2008, 3(3): 301-313.

［41］ Cui W H, Cheng S S. Adverse reactions induced by teriparatide［J］. China Academic Journal Electronic Publishing House, 2022, 19(3): 333-335.

［42］ Curi M M, Cossolin G S, Koga D H, et al. Bisphosphonate-related osteonecrosis of the jaws — an initial case series report of treatment combining partial bone resection and autologous platelet-rich plasma［J］. J Oral Maxil Surg, 2011, 69(9): 2465-2472.

［43］ Curti M, Rocca J P, Bertrand M F, et al. Morpho-structural aspects of Er:YAG-prepared class V cavities［J］. J Clin Laser Med Surg, 2004, 22(2): 119-123.

［44］ Cury V, Moretti A I, Assis L, et al. Low level laser therapy increases angiogenesis in a model of ischemic skin flap in rats mediated by VEGF, HIF-1alpha and MMP-2［J］. J Photochem Photobiol B, 2013, 125: 164-170.

［45］ da Guarda M G, Paraguassú G M, Cerqueira N S, et al. Laser GaAlAs (lambda860 nm) photobiomodulation for the treatment of bisphosphonate-induced osteonecrosis of the jaw［J］. Photomed Laser Surg, 2012, 30(5): 293-297.

［46］ Delanian S, Depondt J, Lefaix J L. Major healing of refractory mandible osteoradionecrosis after treatment combining pentoxifylline and tocopherol: a phase II trial［J］. Head Neck, 2005, 27(2): 114-123.

［47］ Delanian S E, Lenglet T, Maisonobe T, et al. Randomized, placebo-controlled clinical trial combining pentoxifylline-tocopherol and clodronate in the treatment of radiation-induced plexopathy［J］. Int J Radiat Oncol Biol Phys, 2020, 107(1): 154-162.

［48］ Delanian S. Striking regression of radiation-induced fibrosis by a combination of pentoxifylline and tocopherol［J］. The British Journal of Radiology, 1998, 71(848): 892-894.

［49］ Delfrate G, Mroczek T, Mecca L E A, et al. Effect of pentoxifylline and α-tocopherol on medication-related osteonecrosis of the jaw in rats: Before and after dental extraction［J］. Archives of Oral Biology, 2022, 137: 105397.

［50］ de Lima F M, Moreira L M, Villaverde A B, et al. Low-level laser therapy (LLLT) acts as cAMP-elevating agent in acute respiratory distress syndrome［J］. Lasers Med Sci, 2011, 26(3): 389-400.

［51］ Del Pilar Rodríguez-Sánchez M, Statkievicz C, de Mello-Neto J M, et al. The Effectiveness of the Low-Level Laser, antibiotic and surgical therapy in the treatment of medication-related osteonecrosis of the jaws: a case report［J］. J Lasers Med Sci, 2020, 11(1): 98-103.

［52］ de Mello E D, Pagnoncelli R M, Munin E, et al. Comparative histological analysis of bone healing of standardized bone defects performed with the Er:YAG laser and steel burs［J］. Lasers Med Sci, 2008, 23(3): 253-260.

［53］ De Santis G C, de Macedo L D, Orellana M D, et al. Mesenchymal stromal cells administration for osteonecrosis of the jaw caused by bisphosphonate: report of two cases［J］. Acta Oncol, 2020, 59(7): 789-792.

［54］ de Souza A K L, Colares R R, de Souza A C L. The main uses of ozone therapy in diseases of large animals: a review［J］. Res Vet Sci, 2021, 136: 51-56.

［55］ de Souza Tolentino E, de Castro T F, Michellon F C, et al. Adjuvant therapies in the management of medication-related osteonecrosis of the jaws: Systematic review［J］. Head Neck, 2019, 41(12): 4209-4228.

［56］ Di Fede O, Del Gaizo C, Panzarella V, et al. Ozone infiltration for osteonecrosis of the jaw therapy: a case series［J］. J Clin Med, 2022, 11(18): 5307.

［57］ Dos Anjos L M J, Salvador P A, de Souza Á C, et al. Modulation of immune response to induced-arthritis by low-level laser therapy［J］. J Biophotonics, 2019, 12(2): e201800120.

［58］ Du W, Yang M, Kim T, et al. Indigenous microbiota protects development of medication-related osteonecrosis induced by periapical disease in mice［J］. International Journal of Oral Science, 2022, 14(1): 16.

［59］ Dyas A, Boughton B J, Das BC. Ozone killing action against bacterial and fungal species; microbiological testing of a domestic ozone generator［J］. Journal of Clinical Pathology, 1983, 36(10): 1102-1104.

［60］ Elizabeth B Andrews A W G, Kirk Midkiff B S, Yun Wu B H M, et al. The US postmarketing surveillance study of adult osteosarcoma and teriparatide: study design and findings from the first 7 years ［J］. J Bone Miner Res, 2012, 27(12): 2429-2437.

［61］ El-Rabbany M, Sgro A, Lam D K, et al. Effectiveness of treatments for medication-related osteonecrosis of the jaw: a systematic review and meta-analysis［J］. J Am Dent Assoc, 2017, 148(8): 584-594.

［62］ Elvis A M, Ekta J S. Ozone therapy: a clinical review［J］. J Nat Sci Biol Med, 2011, 2(1): 66-70.

［63］ Epstein M S, Wicknick F W, Epstein J B, et al. Management of bisphosphonate-associated osteonecrosis: pentoxifylline and tocopherol in addition to antimicrobial therapy. An initial case series［J］. Oral Surg Oral Med Oral Pathol Oral Radiol Endod, 2010, 110(5): 593-596.

［64］ Esmaeelinejad M, Bayat M, Darbandi H, et al. The effects of low-level laser irradiation on cellular viability and proliferation of human skin fibroblasts cultured in high glucose mediums［J］. Lasers Med Sci, 2014, 29(1): 121-129.

［65］ Farivar S, Malekshahabi T, Shiari R. Biological effects of low level laser therapy［J］. J Lasers Med Sci, 2014, 5(2): 58-62.

［66］ Fávaro-Pípi E, Ribeiro D A, Ribeiro J U, et al. Low-level laser therapy induces differential expression of osteogenic genes during bone repair in rats［J］. Photomed Laser Surg, 2011, 29(5): 311-317.

［67］ Favia G, Tempesta A, Limongelli L, et al. Medication-related osteonecrosis of the jaw: surgical or non-surgical treatment?［J］. Oral Dis, 2018, 24(1-2): 238-242.

［68］ Fei Yuan W P, Cai H, Yang J Z. Teriparatide versus bisphosphonates for treatment of postmenopausal ［J］. Int J Surg, 2019, 66: 1-11.

［69］ Fernando de Almeida Barros Mourão C, Calasans-Maia M D, Del Fabbro M, et al. The use of Platelet-rich Fibrin in the management of medication-related osteonecrosis of the jaw: a case series［J］. J Stomatol Oral Maxillofac Surg, 2020, 121(1): 84-89.

［70］ Fitzpatrick E, Holland O J, Vanderlelie J J. Ozone therapy for the treatment of chronic wounds: a systematic review［J］. Int Wound J, 2018, 15(4): 633-644.

［71］ Fliefel R, Troltzsch M, Kuhnisch J, et al. Treatment strategies and outcomes of bisphosphonate-related osteonecrosis of the jaw (BRONJ) with characterization of patients: a systematic review［J］. Int J Oral Maxillofac Surg, 2015, 44(5): 568-585.

［72］ Florante R Ricarte C L H, Victoria G Kolupaeva T J G, Partridge N C. Parathyroid hormone(1-34) and its analogs differentially modulate osteoblastic Rankl expression via PKA/SIK2/SIK3 and PP1/PP2A-CRTC3 signaling ［J］. J Biol Chem, 2018, 293(52): 20200-20213.

［73］ Fortunato L, Bennardo F, Buffone C, et al. Is the application of platelet concentrates effective in the prevention and treatment of medication-related osteonecrosis of the jaw? A systematic review［J］. J Craniomaxillofac Surg, 2020, 48(3): 268-285.

［74］ Freiberger J J, Padilla-Burgos R, Chhoeu A H, et al. Hyperbaric oxygen treatment and bisphosphonate-induced osteonecrosis of the jaw: a case series［J］. J Oral Maxillofac Surg, 2007, 65(7): 1321-1327.

［75］ Freiberger J J, Padilla-Burgos R, Mcgraw T, et al. What is the role of hyperbaric oxygen in the management of bisphosphonate-related osteonecrosis of the jaw: a randomized controlled trial of hyperbaric oxygen as an adjunct to surgery and antibiotics［J］. J Oral Maxillofac Surg, 2012, 70(7): 1573-1583.

［76］ Freiberger J J. Utility of hyperbaric oxygen in treatment of bisphosphonate-related osteonecrosis of the jaws［J］. J Oral Maxillofac Surg, 2009, 67(5 Suppl): 96-106.

［77］ Futran N D, Trotti A, Gwede C. Pentoxifylline in the treatment of radiation-related soft tissue injury: preliminary observations［J］. The Laryngoscope, 1997, 107(3): 391-395.

［78］ Goker F, Donati G, Grecchi F, et al. Treatment of BRONJ with ozone/oxygen therapy and debridement with piezoelectric surgery［J］. Eur Rev Med Pharmacol Sci, 2020, 24(17): 9094-9103.

［79］ Goker F, Grecchi E, Grecchi F, et al. The treatment of medication-related osteonecrosis of the jaw (MRONJ): a systematic review［J］. 2021, 25(6): 2662-2673.

［80］ Gonzalvez-Garcia M, Rodriguez-Lozano F J, Villanueva V, et al. Cell therapy in bisphosphonate-related osteonecrosis of the jaw［J］. J Craniofac Surg, 2013, 24(3): e226-e228.

［81］ Gou S, Del Rio-Sancho S, Singhal M, et al. Er:YAG fractional laser ablation for cutaneous co-delivery of pentoxifylline and d-α-tocopherol succinate: a new approach for topical treatment of radiation-induced skin fibrosis［J］. Eur J Pharm Sci, 2019, 135: 22-31.

［82］ Hallmer F, Bjørnland T, Andersson G, et al. Bacterial diversity in medication-related osteonecrosis of the jaw［J］. Oral Surg Oral Med Oral Pathol Oral Radiol, 2017, 123(4): 436-444.

［83］ Heifetz-Li J J, Abdelsamie S, Campbell C B, et al. Systematic review of the use of pentoxifylline and tocopherol for the treatment of medication-related osteonecrosis of the jaw［J］. Oral Surg Oral Med Oral Pathol Oral Radiol, 2019, 128(5): 491-497.

［84］ Hellstein J W, Adler R A, Edwards B, et al. Managing the care of patients receiving antiresorptive therapy for prevention and treatment of osteoporosis: executive summary of recommendations from the American Dental Association Council on Scientific Affairs［J］. J Am Dent Assoc, 2011, 142(11): 1243-1251.

［85］ He L, Sun X, Liu Z, et al. Pathogenesis and multidisciplinary management of medication-related osteonecrosis of the jaw［J］. International Journal of Oral Science, 2020, 12(1): 30.

［86］ Hinson A M, Smith C W, Siegel E R, et al. Is bisphosphonate-related osteonecrosis of the jaw an infection? A histological and microbiological ten-year summary［J］. Int J Dent, 2014; 2014: 452737.

［87］ H Kakehashi T A, T Minamizato Y N, T Kawasaki H I, et al. Administration of teriparatide improves the symptoms of advanced bisphosphonate-related osteonecrosis of the jaw: preliminary findings［J］. Int J Oral Maxillofac Surg, 2015, 44(12): 1558-1564.

［88］ Ie-Wen Sim G L B, Claudine Tsao R H, Michael S Hofman C P H, et al. Teriparatide promotes bone healing in medication-related osteonecrosis of the jaw: a placebo-controlled, randomized trial［J］. J Clin Oncol, 2020, 38(26): 2971-2980.

［89］ Incerti Parenti S, Checchi L, Fini M, et al. Different doses of low-level laser irradiation modulate the in vitro response of osteoblast-like cells［J］. J Biomed Opt, 2014, 19(10): 108002.

［90］ Jahani Sherafat S, Mokmeli S, Rostami-Nejad M, et al. The effectiveness of photobiomudulation therapy (PBMT) in COVID-19 infection［J］. J Lasers Med Sci, 2020, 11(Suppl 1): S23-S29.

［91］ Janzadeh A, Nasirinezhad F, Masoumipoor M, et al. Photobiomodulation therapy reduces apoptotic factors and increases glutathione levels in a neuropathic pain model［J］. Lasers Med Sci, 2016, 31(9): 1863-1869.

［92］ Jau-Yi Li M Y, Abdul Malik Tyagi C V, Emory Hsu J A, et al. IL-17 Receptor signaling in osteoblasts/osteocytes mediates PTH-induced bone loss and enhances osteocytic RANKL production［J］. J Bone Miner Res, 2019, 34(2): 349-360.

［93］ Jiang Q. Natural forms of vitamin E: metabolism, antioxidant, and anti-inflammatory activities and their role in disease prevention and therapy［J］. Free Radical Biology & Medicine, 2014, 72: 76-90.

［94］ Jian Pan J L. Mechanism, prevention, and treatment for medication-related osteonecrosis of the jaws［J］. West China Journal of Stomatology, 2021, 39(3): 245-254.

［95］ John J, Loo A, Mazur S, et al. Therapeutic drug monitoring of systemic antifungal agents: a pragmatic approach for adult and pediatric patients［J］. Expert Opin Drug Metab Toxicol, 2019, 15(11): 881-895.

［96］ John L Vahle M S, Gerald G Long J K Y, Paul C Francis J A E, et al. Skeletal changes in rats given daily subcutaneous injections of recombinant human parathyroid hormone (1-34) for 2 years and relevance to human safety［J］. Toxicol Pathol, 2002, 30(3): 312-321.

［97］ Jung J, Yoo H Y, Kim G T, et al. Short-term teriparatide and recombinant human bone morphogenetic protein-2 for regenerative approach to medication-related osteonecrosis of the jaw: a preliminary study［J］. J Bone Miner Res, 2017, 32(12): 2445-2452.

［98］ Jun-Young Kim J H P, Hwi-Dong Jung Y J. Treatment of medication-related osteonecrosis of the jaw around the dental implant with a once-weekly teriparatide: a case report and literature review［J］. J Oral Implantol, 2019, 45(5): 403－407.

［99］ Kaibuchi N, Iwata T, Koga Y K, et al. Novel cell therapy using mesenchymal stromal cell sheets for medication-related osteonecrosis of the jaw［J］. Front Bioeng Biotechnol, 2022, 10: 902349.

［100］ Kan B, Altay M A, Taşar F, et al. Low-level laser therapy supported teeth extractions of two patients receiving IV zolendronate［J］. Lasers In Medical Science, 2011, 26(5): 569－575.

［101］ Karu T I. Multiple roles of cytochrome C oxidase in mammalian cells under action of red and IR-A radiation［J］. IUBMB Life, 2010, 62(8): 607－610.

［102］ Karu T I, Pyatibrat L V, Afanasyeva N I. Cellular effects of low power laser therapy can be mediated by nitric oxide［J］. Lasers Surg Med, 2005, 36(4): 307－314.

［103］ Katsarelis H, Shah N P, Dhariwal D K, et al. Infection and medication-related osteonecrosis of the jaw［J］. J Dent Res, 2015, 94(4): 534－539.

［104］ Khan A A, Morrison A, Kendler D L, et al. Case-based review of osteonecrosis of the jaw (ONJ) and application of the international recommendations for management from the international task force on ONJ［J］. J Clin Densitom, 2017, 20(1): 8－24.

［105］ Kim K M, Park W, Oh S Y, et al. Distinctive role of 6-month teriparatide treatment on intractable bisphosphonate-related osteonecrosis of the jaw［J］. Osteoporos Int, 2014, 25(5): 1625－1632.

［106］ Kim M S, Kim K J, Kim B J, et al. Immediate reconstruction of mandibular defect after treatment of medication-related osteonecrosis of the jaw (MRONJ) with rhBMP-2/ACS and miniplate: review of 3 cases［J］. Int J Surg Case Rep, 2020, 66: 25－29.

［107］ Kipshidze N, Nikolaychik V, Keelan M H, et al. Low-power helium: neon laser irradiation enhances production of vascular endothelial growth factor and promotes growth of endothelial cells in vitro［J］. Lasers in Surgery and Medicine, 2001, 28(4): 355－364.

［108］ Kobayashi E, Fluckiger L, Fujioka-Kobayashi M, et al. Comparative release of growth factors from PRP, PRF, and advanced-PRF［J］. Clin Oral Invest, 2016, 20(9): 2353－2360.

［109］ Lane N. Cell biology: power games［J］. Nature, 2006, 443(7114): 901－903.

［110］ Larini A, Bianchi L, Bocci V. The ozone tolerance: Enhancement of antioxidant enzymes is ozone dose-dependent in Jurkat cells［J］. Free Radical Research, 2003, 37(11): 1163－1168.

［111］ Larini A, Bocci V. Effects of ozone on isolated peripheral blood mononuclear cells［J］. Toxicology in vitro, 2005, 19(1): 55－61.

［112］ L Dos Santos Ferreira L G A, C B Calderipe M D M, L F Schuch A C U V. Is teriparatide therapy effective for medication-related osteonecrosis of the jaw? A systematic review and meta-analysis［J］. Osteoporosis International, 2021, 32(12): 2449－2459.

［113］ Lee J G, Shim S, Kim M J, et al. Pentoxifylline regulates plasminogen activator inhibitor-1 expression and protein kinase a phosphorylation in radiation-induced lung fibrosis［J］. BioMed Research International, 2017, 2017: 1279280.

［114］ Lewandrowski K U, Lorente C, Schomacker K T, et al. Use of the Er:YAG laser for improved plating in maxillofacial surgery: comparison of bone healing in laser and drill osteotomies［J］. Lasers Surg Med, 1996, 19(1): 40－45.

［115］ Liang J, Liu L, Xing D. Photobiomodulation by low-power laser irradiation attenuates Aβ-induced cell apoptosis through the Akt/GSK3β/β-catenin pathway［J］. Free Radical Biology & Medicine, 2012, 53(7): 1459－1467.

［116］ Lim W, Kim J, Kim S, et al. Modulation of lipopolysaccharide-induced NF-κB signaling pathway by 635 nm irradiation via heat shock protein 27 in human gingival fibroblast cells［J］. Photochemistry and Photobiology, 2013, 89(1): 199－207.

［117］ Lopez-Jornet P, Sanchez Perez A, Amaral MEndes R, et al. Medication-related osteonecrosis of the jaw: Is autologous platelet concentrate application effective for prevention and treatment? A systematic review［J］. J Craniomaxillofac Surg, 2016, 44(8): 1067－1072.

［118］ Marković A B, Todorović L. Postoperative analgesia after lower third molar surgery: contribution of the use of long-acting local anesthetics, low-power laser, and diclofenac［J］. Oral Surg Oral Med Oral Pathol Oral Radiol Endod, 2006, 102(5): e4－e8.

［119］ Martins M A, Martins M D, Lascala C A, et al. Association of laser phototherapy with PRP improves healing of bisphosphonate-related osteonecrosis of the jaws in cancer patients: a preliminary study［J］. Oral Oncol, 2012, 48(1): 79－84.

［120］ Marx R E. Pamidronate (Aredia) and zoledronate (Zometa) induced avascular necrosis of the jaws: a growing epidemic［J］. J Oral Maxillofac Surg, 2003, 61(9): 1115－1117.

［121］ Marx R E, Sawatari Y, Fortin M, et al. Bisphosphonate-induced exposed bone (osteonecrosis/osteopetrosis) of the jaws: risk factors, recognition, prevention, and treatment［J］. J Oral Maxillofac Surg, 2005, 63(11): 1567－1575.

［122］ Marx R E, Tursun R. Suppurative osteomyelitis, bisphosphonate induced osteonecrosis, osteoradionecrosis: a blinded histopathologic comparison and its implications for the mechanism of each disease［J］. Int J Oral Maxillofac Surg, 2012, 41(3): 283－289.

［123］ Mathias Duarte L F, Dos Reis H B, Tucci R, et al. Bisphosphonate-related osteonecrosis of the jaws: analysis of a case series at a dental school［J］. Spec Care Dentist, 2014, 34(2): 77－83.

［124］ McCarty M F, O'Keefe J H, DiNicolantonio J J. Pentoxifylline for vascular health: a brief review of the literature［J］. Open Heart, 2016,

3(1): e000365.

[125] McGowan K, McGowan T, Ivanovski S. Risk factors for medication-related osteonecrosis of the jaws: a systematic review [ J ]. Oral Dis, 2018, 24(4): 527−536.

[126] Meininger V, Asselain B, Guillet P, et al. Pentoxifylline in ALS: a double-blind, randomized, multicenter, placebo-controlled trial [ J ]. Neurology, 2006, 66(1): 88−92.

[127] Mergoni G, Vescovi P, Sala R, et al. The effect of laser therapy on the expression of osteocalcin and osteopontin after tooth extraction in rats treated with zoledronate and dexamethasone [ J ]. Supportive Care in Cancer: Official Journal of the Multinational Association of Supportive Care in Cancer, 2016, 24(2): 807−813.

[128] Mikai A, Ono M, Tosa I, et al. BMP-2/beta-TCP local delivery for bone regeneration in MRONJ-like mouse model [ J ]. Int J Mol Sci, 2020, 21(19): 7028.

[129] Mingcan Yu P D, Abdul Malik Tyagi C V, Jau-Yi Li E H, et al. Regulatory T cells are expanded by teriparatide treatment in humans and mediate intermittent PTH-induced bone anabolism in mice [ J ]. EMBO Rep, 2018, 19(1): 156−171.

[130] Min S H, Kang N E, Song S I, et al. Regenerative effect of recombinant human bone morphogenetic protein-2/absorbable collagen sponge (rhBMP-2/ACS) after sequestrectomy of medication-related osteonecrosis of the jaw (MRONJ) [ J ]. J Korean Assoc Oral Maxillofac Surg, 2020, 46(3): 191−196.

[131] Mohammad Zandi A D, Najmeh Zandipoor P A, Doulati S. Effect of different doses and durations of teriparatide therapy on resolution of medication-related osteonecrosis of the jaw: a randomized, controlled preclinical study in rats [ J ]. J Craniomaxillofac Surg, 2018, 46(3): 466−472.

[132] Mohammad Zandi A D, Payam Amini S D, Rezaeian L. Evaluation of the effect of teriparatide therapy on mandibular fracture healing in rats with medication-related osteonecrosis of the jaw [ J ]. Clin Oral Investig, 2019, 23(11): 3987−3993.

[133] Momesso G A C, de Souza Batista F R, de Sousa C A, et al. Successful use of lower-level laser therapy in the treatment of medication-related osteonecrosis of the jaw [ J ]. J Lasers Med Sci, 2017, 8(4): 201−203.

[134] Mozzati M, Gallesio G, Arata V, et al. Platelet-rich therapies in the treatment of intravenous bisphosphonate-related osteonecrosis of the jaw: a report of 32 cases [ J ]. Oral Oncol, 2012, 48(5): 469−474.

[135] Natto Z S. Dental students' knowledge and attitudes about electronic cigarettes: a cross-sectional study at one saudi university [ J ]. J Dent Educ, 2020, 84(1): 27−33.

[136] Nguyen T T H, Eo M Y, Seo M H, et al. Effects of pentoxifylline and tocopherol on a rat-irradiated jaw model using micro-CT cortical bone analysis [ J ]. Eur Arch Otorhinolaryngol, 2019, 276(12): 3443−3452.

[137] Nicolatou-Galitis O, Schiodt M, Mendes R A, et al. Medication-related osteonecrosis of the jaw: definition and best practice for prevention, diagnosis, and treatment [ J ]. Oral Surg Oral Med Oral Pathol Oral Radiol, 2019, 127(2): 117−135.

[138] Nivoix Y, Ledoux M P, Herbrecht R. Antifungal therapy: new and evolving therapies [ J ]. Semin Respir Crit Care Med, 2020, 41(1): 158−174.

[139] ON S W, Cho S W, Byun S H, et al. Various therapeutic methods for the treatment of medication-related osteonecrosis of the jaw (MRONJ) and their limitations: a narrative review on new molecular and cellular therapeutic approaches [ J ]. Antioxidants (Basel), 2021, 10(5): 680.

[140] Otto S, Pautke C, Van den Wyngaert T, et al. Medication-related osteonecrosis of the jaw: Prevention, diagnosis and management in patients with cancer and bone metastases [ J ]. Cancer Treat Rev, 2018, 69: 177−187.

[141] Owosho A A, Estilo C L, Huryn J M, et al. Pentoxifylline and tocopherol in the management of cancer patients with medication-related osteonecrosis of the jaw: an observational retrospective study of initial case series [ J ]. Oral Surgery, Oral Medicine, Oral Pathology and Oral Radiology, 2016, 122(4): 455−459.

[142] Ozalp O, Yildirimyan N, Ozturk C, et al. Promising results of surgical management of advanced medication related osteonecrosis of the jaws using adjunctive leukocyte and platelet rich fibrin [ J ]. BMC Oral Health, 2021, 21(1): 613.

[143] Pabst A M, Krüger M, Blatt S, et al. Angiogenesis in the development of medication-related osteonecrosis of the jaws: an overview [ J ]. Dentistry Journal, 2016, 5(1): 2.

[144] Pal S, Porwal K, Khanna K, et al. Oral dosing of pentoxifylline, a pan-phosphodiesterase inhibitor restores bone mass and quality in osteopenic rabbits by an osteogenic mechanism: a comparative study with human parathyroid hormone [ J ]. Bone, 2019, 123: 28−38.

[145] Parise G K, Costa B N, Nogueira M L, et al. Efficacy of fibrin-rich platelets and leukocytes (L-PRF) in tissue repair in surgical oral procedures in patients using zoledronic acid-case-control study [ J ]. Oral Maxillofac Surg, 2023, 27(3): 507−512.

[146] Park J H, Kim J W, Kim S J. Does the addition of bone morphogenetic protein 2 to platelet-rich fibrin improve healing after treatment for medication-related osteonecrosis of the jaw? [ J ]. J Oral Maxillofac Surg, 2017, 75(6): 1176−1184.

[147] Patel V, McGurk M. Use of pentoxifylline and tocopherol in radiation-induced fibrosis and fibroatrophy [ J ]. Br J Oral Maxillofac Surg, 2017, 55(3): 235−241.

［148］ Pearson H B, Mason D E, Kegelman C D, et al. Effects of bone morphogenetic protein-2 on neovascularization during large bone defect regeneration［J］. Tissue Eng Part A, 2019, 25(23−24): 1623−1634.

［149］ Peng Y, Liu Q, Xu D, et al. Inhibition of zoledronic acid derivatives with extended methylene linkers on osteoclastogenesis involve downregulation of JNK and Akt pathways［J］. Cell Biol Int, 2021, 45(5): 1015−1029.

［150］ Pereira F C, Parisi J R, Maglioni C B, et al. Antinociceptive effects of low-level laser therapy at 3 and 8 J/cm$^2$ in a rat model of postoperative pain: possible role of endogenous Opioids［J］. Lasers in Surgery and Medicine, 2017, 49(9): 844−851.

［151］ Pires DE Sousa M V, Ferraresi C, Kawakubo M, et al. Transcranial low-level laser therapy (810 nm) temporarily inhibits peripheral nociception: photoneuromodulation of glutamate receptors, prostatic acid phophatase, and adenosine triphosphate［J］. Neurophotonics, 2016, 3(1): 015003.

［152］ Plotnikov M B, Aliev O I, Shamanaev A Y, et al. Effects of pentoxifylline on hemodynamic, hemorheological, and microcirculatory parameters in young SHRs during arterial hypertension development［J］. Clin Exp Hypertens, 2017, 39(6): 570−578.

［153］ Porcaro G, Amosso E, Scarpella R, et al. Doxycycline fluorescence-guided Er:YAG laser ablation combined with Nd:YAG/diode laser biostimulation for treating bisphosphonate-related osteonecrosis of the jaw［J］. Oral Surg Oral Med Oral Pathol Oral Radiol, 2015, 119(1): e6−e12.

［154］ Posten W, Wrone D A, Dover J S, et al. Low-level laser therapy for wound healing: mechanism and efficacy［J］. Dermatologic surgery, 2005, 31(3): 334−340.

［155］ Pourzarandian A, Watanabe H, Aoki A, et al. Histological and TEM examination of early stages of bone healing after Er:YAG laser irradiation［J］. Photomedicine and laser surgery, 2004, 22(4): 342−350.

［156］ Pushalkar S, Li X, Kurago Z, et al. Oral microbiota and host innate immune response in bisphosphonate-related osteonecrosis of the jaw［J］. International Journal of Oral Science, 2014, 6(4): 219−226.

［157］ Rahman M S, Akhtar N, Jamil H M, et al. TGF-beta/BMP signaling and other molecular events: regulation of osteoblastogenesis and bone formation［J］. Bone Res, 2015, 3: 15005.

［158］ Ribeiro L N S, de Figueiredo F A T, da Silva Mira P C, et al. Low-level laser therapy (LLLT) improves alveolar bone healing in rats［J］. Lasers Med Sci, 2022, 37(2): 961−969.

［159］ Richard P, Harper E F. Resolution of bisphosphonate-associated osteonecrosis of the mandible: possible application for intermittent low-dose parathyroid hormone［J］. J Oral Maxillofac Surg, 2007, 65(3): 573−580.

［160］ Ripamonti C I, Cislaghi E, Mariani L, et al. Efficacy and safety of medical ozone (O₃) delivered in oil suspension applications for the treatment of osteonecrosis of the jaw in patients with bone metastases treated with bisphosphonates: preliminary results of a phase I−II study［J］. Oral oncology, 2011, 47(3): 185−190.

［161］ Ripamonti C I, Maniezzo M, Boldini S, et al. Efficacy and tolerability of medical ozone gas insufflations in patients with osteonecrosis of the jaw treated with bisphosphonates-preliminary data: medical ozone gas insufflation in treating ONJ lesions［J］. Journal of Bone Oncology, 2012, 1(3): 81−87.

［162］ Rollason V, Laverriere A, Macdonald L C, et al. Interventions for treating bisphosphonate-related osteonecrosis of the jaw (BRONJ)［J］. Cochrane Database Syst Rev, 2016, 2: CD008455.

［163］ Romeo U, Galanakis A, Marias C, et al. Observation of pain control in patients with bisphosphonate-induced osteonecrosis using low level laser therapy: preliminary results［J］. Photomedicine and laser surgery, 2011, 29(7): 447−452.

［164］ Ruggiero S L. Bisphosphonate-related osteonecrosis of the jaw (BRONJ): initial discovery and subsequent development［J］. J Oral Maxillofac Surg, 2009, 67(5 Suppl): 13−18.

［165］ Ruggiero S L, Dodson T B, Aghaloo T, et al. American association of oral and maxillofacial surgeons' position paper on medication-related osteonecrosis of the jaws-2022 Update［J］. J Oral Maxil Surg, 2022, 80(5): 920−943.

［166］ Ruggiero S L, Dodson T B, Fantasia J, et al. American association of oral and maxillofacial surgeons position paper on medication-related osteonecrosis of the jaw — 2014 update［J］. J Oral Maxillofac Surg, 2014, 72(10): 1938−1956.

［167］ Russmueller G, Seemann R, Weiss K, et al. The association of medication-related osteonecrosis of the jaw with Actinomyces spp. infection［J］. Scientific Reports, 2016, 6: 31604.

［168］ Sahin O, Akan E, Tatar B, et al. Combined approach to treatment of advanced stages of medication-related osteonecrosis of the jaw patients［J］. Braz J Otorhinolaryngol, 2022, 88(4): 613−620.

［169］ Sakaguchi O, Kokuryo S, Tsurushima H, et al. Lipopolysaccharide aggravates bisphosphonate-induced osteonecrosis in rats［J］. Int J Oral Maxillofac Surg, 2015, 44(4): 528−534.

［170］ Scassellati C, Galoforo A C, Bonvicini C, et al. Ozone: a natural bioactive molecule with antioxidant property as potential new strategy in aging and in neurodegenerative disorders［J］. Ageing Research Reviews, 2020, 63: 101138.

［171］ Schiodt M, Larsson Wexell C, Herlofson B B, et al. Existing data sources for clinical epidemiology: scandinavian cohort for osteonecrosis of the jaw — work in progress and challenges［J］. Clinical epidemiology, 2015, 7: 107−116.

［172］ Scoletta M, Arduino PG, Reggio L, et al. Effect of low-level laser irradiation on bisphosphonate-induced osteonecrosis of the jaws: preliminary results of a prospective study［J］. Photomedicine and Laser Surgery, 2010, 28(2): 179−184.

［173］ Seo M H, Eo M Y, Myoung H, et al. The effects of pentoxifylline and tocopherol in jaw osteomyelitis［J］. J Korean Assoc Oral Maxillofac Surg, 2020, 46(1): 19−27.

［174］ Sharma S K, Kharkwal G B, Sajo M, et al. Dose response effects of 810 nm laser light on mouse primary cortical neurons［J］. Lasers in Surgery and Medicine, 2011, 43(8): 851−859.

［175］ Shiva S, Gladwin M T. Shining a light on tissue NO stores: near infrared release of NO from nitrite and nitrosylated hemes［J］. J Mol Cell Cardiol, 2009, 46(1): 1−3.

［176］ Sigman S A, Mokmeli S, Vetrici M A. Adjunct low level laser therapy (LLLT) in a morbidly obese patient with severe COVID-19 pneumonia: a case report［J］. Can J Respir Ther, 2020, 56: 52−56.

［177］ Silveira F M, Etges A, Correa M B, et al. Microscopic evaluation of the effect of oral microbiota on the development of bisphosphonate-related osteonecrosis of the jaws in rats［J］. J Oral Maxillofac Res, 2016, 7(4): e3.

［178］ Solakoglu O, Heydecke G, Amiri N, et al. The use of plasma rich in growth factors (PRGF) in guided tissue regeneration and guided bone regeneration. A review of histological, immunohistochemical, histomorphometrical, radiological and clinical results in humans［J］. Ann Anat, 2020, 231: 151528.

［179］ Spanou A, Lyritis G P, Chronopoulos E, et al. Management of bisphosphonate-related osteonecrosis of the jaw: a literature review［J］. Oral Dis, 2015, 21(8): 927−936.

［180］ Sperandio F F, Simões A, Corrêa L, et al. Low-level laser irradiation promotes the proliferation and maturation of keratinocytes during epithelial wound repair［J］. J Biophotonics, 2015, 8(10): 795−803.

［181］ Stubinger S, Dissmann J P, Pinho N C, et al. A preliminary report about treatment of bisphosphonate related osteonecrosis of the jaw with Er:YAG laser ablation［J］. Lasers Surg Med, 2009, 41(1): 26−30.

［182］ Suh Y, Patel S, Kaitlyn R, et al. Clinical utility of ozone therapy in dental and oral medicine［J］. Medical Gas Research, 2019, 9(3): 163−167.

［183］ Sun L, Zhang S, Zhang J, et al. High through-put sequencing analysis of changes in oral flora in rats before and after zoledronate administration［J］. Br J Oral Maxillofac Surg, 2022, 60(8): 1080−1085.

［184］ Tanaka Y, Aung K T, Ono M, et al. Suppression of bone necrosis around tooth extraction socket in a MRONJ-like mouse model by E-rhBMP-2 containing artificial bone graft administration［J］. Int J Mol Sci, 2021, 22(23):12823.

［185］ Tanboga I, Eren F, Altinok B, et al. The effect of low level laser therapy on pain during dental tooth-cavity preparation in children［J］. Eur Arch Paediatr Dent, 2011, 12(2): 93−95.

［186］ Tenore G, Zimbalatti A, Rocchetti F, et al. Management of medication-related osteonecrosis of the jaw (MRONJ) using leukocyte- and platelet-rich fibrin (L-PRF) and photobiomodulation: a retrospective study［J］. J Clin Med, 2020, 9(11): 3505.

［187］ Tim C R, Bossini P S, Kido H W, et al. Effects of low level laser therapy on inflammatory and angiogenic gene expression during the process of bone healing: a microarray analysis［J］. J Photochem Photobiol B, 2016, 154:8−15.

［188］ Tuby H, Maltz L, Oron U. Modulations of VEGF and iNOS in the rat heart by low level laser therapy are associated with cardioprotection and enhanced angiogenesis［J］. Lasers in Surgery and Medicine, 2006, 38(7): 682−688.

［189］ Varoni E M, Lombardi N, Villa G, et al. Conservative management of medication-related osteonecrosis of the jaws (MRONJ): a retrospective cohort study［J］. Antibiotics (Basel, Switzerland), 2021, 10(2): 195.

［190］ Vescovi P, Giovannacci I, Merigo E, et al. Tooth extractions in high-risk patients under bisphosphonate therapy and previously affected with osteonecrosis of the jaws: surgical protocol supported by low-level laser therapy［J］. J Craniofac Surg, 2015, 26(3): 696−699.

［191］ Vescovi P, Giovannacci I, Otto S, et al. Medication-related osteonecrosis of the jaw: an autofluorescence-guided surgical approach performed with Er:YAG laser［J］. Photomedicine and Laser Surgery, 2015, 33(8): 437−442.

［192］ Vescovi P, Manfredi M, Merigo E, et al. Early surgical laser-assisted management of bisphosphonate-related osteonecrosis of the jaws (BRONJ): a retrospective analysis of 101 treated sites with long-term follow-up［J］. Photomedicine and Laser Surgery, 2012, 30(1): 5−13.

［193］ Vescovi P, Manfredi M, Merigo E, et al. Surgical approach with Er:YAG laser on osteonecrosis of the jaws (ONJ) in patients under bisphosphonate therapy (BPT)［J］. Lasers in Medical Science, 2010, 25(1): 101−113.

［194］ Vescovi P, Meleti M, Merigo E, et al. Case series of 589 tooth extractions in patients under bisphosphonates therapy. Proposal of a clinical protocol supported by Nd:YAG low-level laser therapy［J］. Med Oral Patol Oral Cir Bucal, 2013, 18(4): e680−e685.

［195］ Vescovi P, Merigo E, Manfredi M, et al. Nd:YAG laser biostimulation in the treatment of bisphosphonate-associated osteonecrosis of the jaw: clinical experience in 28 cases［J］. Photomedicine and Laser Surgery, 2008, 26(1): 37−46.

［196］ Vescovi P, Merigo E, Meleti M, et al. Nd:YAG laser biostimulation of bisphosphonate-associated necrosis of the jawbone with and without surgical treatment［J］. Br J Oral Maxillofac Surg, 2007, 45(8): 628−632.

［197］ Vescovi P, Merigo E, Meleti M, et al. Surgical approach and laser applications in BRONJ osteoporotic and cancer patients［J］. J Osteoporos, 2012, 2012: 585434.

［198］Vila T, sultan A S, Montelongo-Jauregui D, et al. Oral candidiasis: a disease of opportunity［J］. Journal of Fungi (Basel, Switzerland), 2020, 6(1): 15.

［199］Voss P J, Matsumoto A, Alvarado E, et al. Treatment of stage II medication-related osteonecrosis of the jaw with necrosectomy and autologous bone marrow mesenchymal stem cells［J］. Odontology, 2017, 105(4): 484−493.

［200］Wang J J W S. Therapic effect of TPTD on medication-related osteonecrosis of the jaw［J］. Journal of Oral Science Research, 2022, 38(8): 718−721.

［201］Watanabe T, Asai K, Fukuhara S, et al. Effectiveness of surgery and hyperbaric oxygen for antiresorptive agent-related osteonecrosis of the jaw: a subgroup analysis by disease stage［J］. PLoS One, 2021, 16(1): e0244859.

［202］Weber J B, Camilotti R S, Ponte M E. Efficacy of laser therapy in the management of bisphosphonate-related osteonecrosis of the jaw (BRONJ): a systematic review［J］. Lasers in Medical Science, 2016, 31(6): 1261−1272.

［203］Weimann A, Braga M, Carli F, et al. ESPEN guideline: clinical nutrition in surgery［J］. Clin Nutr, 2017, 36(3): 623−650.

［204］Wilde F, Heufelder M, Winter K, et al. The role of surgical therapy in the management of intravenous bisphosphonates-related osteonecrosis of the jaw［J］. Oral Surg Oral Med Oral Pathol Oral Radiol Endod, 2011, 111(2): 153−163.

［205］Wu S, Zhou F, Wei Y, et al. Cancer phototherapy via selective photoinactivation of respiratory chain oxidase to trigger a fatal superoxide anion burst［J］. Antioxid Redox Signal, 2014, 20(5): 733−746.

［206］Xu L C, Li Y F. Research progress in the treatment and prevention of medication-related osteonecrosis of the jaw［J］. Zhonghua Kou Qiang Yi Xue Za Zhi, 2020, 55(7): 509−514.

［207］Yalcin-Ulker G M, Cumbul A, Duygu-Capar G, et al. Preventive effect of phosphodiesterase inhibitor pentoxifylline against medication-related osteonecrosis of the jaw: an animal study［J］. J Oral Maxillofac Surg, 2017, 75(11): 2354−2368.

［208］Yarom N, Shapiro C L, Peterson D E, et al. Medication-related osteonecrosis of the jaw: MASCC/ISOO/ASCO clinical practice guideline［J］. J Clin Oncol, 2019, 37(25): 2270−2290.

［209］Y Ohbayashi A I, F Nakai T M, Miyake M. A comparative effectiveness pilot study of teriparatide for medication-related osteonecrosis of the jaw: daily versus weekly administration［J］. Osteoporos Int, 2020, 31(3): 577−585.

［210］Yu W L, Su J S. The effects of different doses of teriparatide on bisphosphonate-related osteonecrosis of the jaw in mice［J］. Oral Dis, 2020, 26(3): 609−620.

［211］Zamani A R N, Saberianpour S, Geranmayeh M H, et al. Modulatory effect of photobiomodulation on stem cell epigenetic memory: a highlight on differentiation capacity［J］. Lasers in Medical Science, 2020, 35(2): 299−306.

［212］Zelinka J, Blahak J, Perina V, et al. The use of platelet-rich fibrin in the surgical treatment of medication-related osteonecrosis of the jaw: 40 patients prospective study［J］. Biomed Pap Med Fac Univ Palacky Olomouc Czech Repub, 2021, 165(3): 322−327.

［213］Zhang Q, Atsuta I, Liu S, et al. IL-17-mediated M1/M2 macrophage alteration contributes to pathogenesis of bisphosphonate-related osteonecrosis of the jaws［J］. Clin Cancer Res, 2013, 19(12): 3176−3188.

［214］Zhang W, Gao L, Ren W, et al. The role of the immune response in the development of medication-related osteonecrosis of the jaw［J］. Frontiers in Immunology, 2021, 12: 606043.

［215］Zhu Y, Liang J, Wang F, et al. Bacterial spectrum analysis and antimicrobial susceptibility study of osteoradionecrosis of the jaw in Southern China［J］. Oral diseases, 2022, 28(7): 2015−2025.

［216］Zirk M, Wenzel C, Buller J, et al. Microbial diversity in infections of patients with medication-related osteonecrosis of the jaw［J］. Clinical Oral Investigations, 2019, 23(5): 2143−2151.

# 第七章

## 药物相关性颌骨坏死的手术治疗

### 第一节 · 下颌骨药物相关性颌骨坏死的手术治疗

#### 一、手术前评估

对患者进行全面的临床和影像学评估，确定药物相关性颌骨坏死的范围和严重程度。使用CT等影像学工具对下颌骨病变进行详细的评估，并采用CTA或超声等手段评估供区血供、血管状况，制订手术计划。

多层螺旋CT扫描可提供有关骨质破坏程度和深度的详细信息，是评估下颌骨坏死的首选方法。CT扫描可以揭示骨皮质的连续性、骨质疏松情况及任何病理性骨折。MRI扫描虽然在评估骨组织方面不如CT扫描敏感，但它在评估软组织、骨髓及骨周炎症反应方面更加有效。正电子发射断层扫描（PET-CT）有助于区分药物相关性骨坏死和肿瘤复发，特别是在放疗后期。锥形束CT（CBCT）：提供高分辨率的图像，适合于评估骨质细微变化。

通过CT扫描获取下颌骨的详细图像，随后可使用计算机辅助设计（CAD）和计算机辅助制造（CAM）技术进行虚拟手术规划。使用专门的软件（如Mimics, 3D Systems等）进行虚拟手术规划。这包括分析病变区域、规划切除范围以及设计修复方法，结合导航系统确保按照预先规划的路径进行切除和重建。随后基于虚拟手术计划，使用3D打印技术制作个性化的手术导板，确保手术中切除和重建的精确性；对于需要骨重建的病例，可以预先设计和制造定制的骨植入物或瓷质桥。

#### 二、保守手术

在下颌骨坏死病变的早期，首选保守方法。这包括去除表面的坏死骨，然后平滑骨缘。目的是减少细菌负担，促进软组织愈合，并最大限度地减少进一步坏死的风险。前提是：病变范围有限，局限于较小的区域，且未涉及下颌神经等关键结构；或患者的总体健康状况可能不适合进行大型或激进的手术。

具体操作：在局部麻醉或全麻下进行手术，通过口腔内或外部切口进入病变区域，刮除所有可见的坏死骨组织，直到健康的骨表面。如果有感染存在，可以进行清创和排脓。可以使用生物材料或药物来促进骨的愈合和新骨的形成。目前，临床上浓缩生长因子（concentrated growth factor, CGF）取材方便，制备简单、高效，并具有一定的抗炎作用。几乎含有离心血液内全部的生长因子，网格结构更加致密，与富血小板纤维蛋白（PRF）相比，具有更大的抗张强度、凝集块及黏稠度，其缓慢释放生长因子的过程更接近组织愈合的自然过程，现在经常用于清创后的骨缺损区域，促进颌骨再生（图7-1）。

#### 三、根治性手术

在疾病的晚期，如果有广泛的骨涉及、瘘管或病理性骨折，下颌骨异常骨组织与正常骨组织

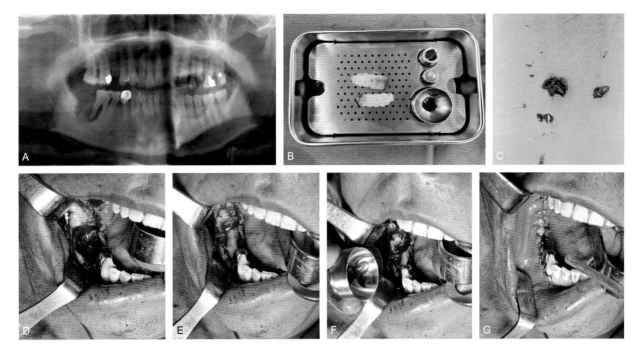

图 7-1 BMSC/CGF 联合颌骨坏死术区植入。A. 全景片示右下颌骨坏死。B. 术前干细胞分离及 CGF 膜制备。C. 死骨。D. 清创后术区。E. CGF 膜覆盖术区。F. BMSC 植入。G. 严密缝合

间无明显界限的病例，需要进行积极彻底的手术干预，包括边缘性或节段性下颌切除，从而确保去除所有坏死的骨，并为重建提供健康的基础。在去除病变骨质的同时，刮除部分健康骨组织，直达新鲜渗血的骨面。术中需注意：术区软组织无张力严密缝合，尽量保护下牙槽神经血管束。

### （一）边缘性下颌骨切除

在近 5 年的研究中，边缘性下颌骨切除的适应证的理解已有所拓展和深化，特别是在以下几个方面：

1. 病变的范围和位置

适用于何氏分类法 I B 期等病变范围有限的患者。当 MRONJ 的受损区域相对较小并局限于一个可管理的区域时，局部切除可能就足够了。小面积的病变通常指的是受损区域直径小于 2 cm 或只涉及 1 个或 2 个牙齿的范围。此外，如果病变未侵犯到关键结构，如下颌神经，那么它通常也被认为是小面积。病变的深度也很重要。仅涉及皮下组织或浅层骨组织的病变，而未达到深层或周围的关键结构，通常更容易通过局部切除

治疗。

2. 病变的严重程度

病变严重程度的评估也是决定是否进行边缘性切除的重要因素。包括病变的深度、感染的存在与否，以及是否有致命性的并发症如骨髓炎。如果周围的软组织健康并且没有显著的感染或坏死，则只需要进行局部切除。ORN 的发展分为几个阶段，早期阶段（不伴有明显感染或骨折的无症状暴露骨）通常不需要进行边缘性切除，而是采取保守治疗。但在病程中晚期阶段，如出现持续性感染、病理性骨折或者软组织严重受损，边缘性切除可能是更有效的选择。

3. 无须进行功能或美观重建

功能重建通常是指恢复颌骨的咀嚼、语言和呼吸功能。如果病变范围有限并未涉及咬合区域，或者未影响到舌头和口腔底部的功能，那么可能不需要功能重建。美观重建主要考虑的是外观。如果病变位于口腔内部并未影响到面部的外观，则不需要进行美观上的重建。

4. 患者的总体健康状况

患者的年龄、总体健康状况、慢性疾病史

和其他治疗史（如化疗和放疗史）也是考虑是否进行边缘性切除的重要因素。对于那些可能不适合进行大型手术或重建手术的患者，仅局部切除可能是更好的选择。年纪较大、有多种慢性疾病（如心脏病、糖尿病等）或者免疫系统受损的患者可能不适合进行大型手术。这些患者的恢复能力较弱，手术风险增加，更倾向于采取保守治疗。如果患者正在接受某些药物治疗，如放疗或某些化疗药物，这也可能增加手术的风险。此外，患者的心理和情感健康也很重要。对于那些可能无法承受手术和恢复过程中的心理压力的患者，则需要考虑其他治疗选项。

### （二）节段性下颌骨切除

节段性下颌骨切除的适应证：当病变涉及大部分或整个下颌骨、存在大面积的骨坏死或感染骨组织，导致剧烈疼痛、面部变形和功能障碍，或病变涉及下颌骨的关键结构（如下颌神经）时，可考虑采用节段性切除。以下为具体适应证。

1. 疼痛无法控制

长期且无法用药物控制的疼痛是进行节段性骨切除的主要适应证之一。研究表明，节段性骨切除后，可显著改善患者疼痛状况。一方面，推测节段性骨切除可能通过直接切除病变组织缓解疼痛；另一方面，基于盆腔放疗后髋关节骨坏死的回顾性研究发现，9位患者中有7位在节段性骨切除术后报告疼痛减轻。

2. 保守治疗无效

节段性骨切除主要适用于保守治疗（如药物治疗、物理治疗等）无效的患者。当患者经过一段时间的非手术治疗后，症状未得到明显缓解，或疾病进展、影像学表现恶化、骨坏死程度严重，导致骨结构稳定性显著下降，增加骨折风险时，应考虑进行骨切除手术。

3. 疾病局限性

适应骨切除手术的药物相关性颌骨坏死应是局限性的，即病变范围相对集中，未广泛扩散至周围组织。在手术前需要通过详细的影像学评估来确定病变范围和程度。

4. 骨坏死严重程度

骨切除手术通常适用于中到重度骨坏死。根据最新研究，轻度骨坏死可考虑保守治疗，但对于中度至重度骨坏死，特别是伴有明显结构破坏和功能障碍的情况，骨切除将成为更优的治疗选择。

5. 局部软组织感染

对于伴有局部软组织感染的骨坏死，相应部位的节段性骨切除可作为控制感染的一种方式。

6. 患者整体状况

考虑到药物相关性颌骨坏死患者可能伴有其他并发症或基础疾病，患者的整体健康状况和手术风险也是决定是否进行节段性骨切除的重要因素。良好的整体健康状况和较低的手术风险是进行手术的重要前提。

7. 患者意愿和预期

患者的治疗意愿和对治疗结果的预期也是决定是否进行节段性骨切除的重要因素。医生需要与患者充分沟通，了解其对手术的期望和担忧，以及对手术后可能出现的风险和限制的接受度。

对于边缘性或节段性下颌骨切除的选择，有研究团队回顾性分析了在2011—2019年于医院接受手术治疗的137例下颌骨药物相关性颌骨坏死患者。共进行了168次手术，其中155次是边缘性下颌骨切除，13次是节段性下颌骨切除。在节段性下颌骨切除的13例中，术前CT显示：13例中有13例出现骨溶解病变，12例出现骨硬化，12例出现骨膜反应，术后CT未观察到残留骨溶解病变和骨膜反应，9例中显示骨硬化。接受节段性颌骨切除的12例患者（92.3%）实现了完全愈合，而边缘性颌骨切除的治愈率为104/155（67.1%）。接受节段性颌骨切除的患者中，疼痛和脓液排放等临床症状消失，口服进食成为可能。研究认为，节段性颌骨切除是顽固性颌骨坏死患者末期护理的一种治疗选择，因为它可以迅速消除临床症状。在进行节段性颌骨切除时，需要将骨溶解病变和骨膜反应区域包括在内。研究还强调，尽管该方法的入侵性较高，但如果病变可以控制，应首先考虑边缘性颌骨切除。此外，研究表明，在保守治疗和边缘性颌骨切除治疗 1 年以上未获得治愈的情况下，应考虑进行节段性颌骨切除。

## 四、修复重建手术

药物相关性颌骨坏死导致的下颌骨部分或完全切除后的修复是至关重要的，修复理由涵盖了功能、生理和心理方面的多个重要因素。对于全身情况较好的患者，可采取重建手术。以下是修复重建手术的意义。

1. 功能恢复

（1）咀嚼与进食：下颌骨是咀嚼系统的关键部分。下颌骨的缺损会导致咀嚼功能受损，影响患者正常进食。

（2）语言与发音：颌骨和牙齿对于清晰的语言发音起到关键作用。缺损可能会影响患者的发音和语言能力。

（3）呼吸：特别是在大面积切除时，如果没有适当的修复，可能影响到舌头的位置和功能，进而影响到呼吸。

2. 生理保护

（1）组织支持与保护：下颌骨为面部软组织提供支持，包括肌肉、皮肤和黏膜。骨缺损可能导致组织塌陷，增加外部伤害的风险。

（2）避免进一步的骨损伤：修复可以防止进一步的骨折或损伤。

3. 美观与心理影响

（1）面部外观：下颌骨为面部结构提供关键的支持和形状。骨缺损会导致面部形态改变，影响患者的外观。

（2）自尊与自信：面部外观的变化可能会导致患者的自尊心和自信心受损，增加心理压力和焦虑。

（3）社交影响：外观的变化和发音的改变可能会影响患者的社交活动和人际交往。

4. 预防并发症

（1）感染与炎症：骨缺损和暴露的骨面可能会成为感染的来源。修复可以提供保护层，减少感染的风险。

（2）进一步的组织坏死：没有适当的修复，骨缺损可能会导致周围组织的进一步坏死或损伤。

综上所述，药物相关性颌骨坏死导致的下颌骨部分或完全切除后的修复不仅是为了恢复功能和美观，还是为了保护患者，避免进一步的并发症，改善生活质量。在进行修复决策时，医生应考虑患者的具体情况和需求，为患者提供最佳的治疗选择。但若患者身体健康状况不支持自体骨瓣移植，可以重建钛板桥接颌骨缺损。

### （一）修复手术方式

药物相关性颌骨坏死下颌骨切除后，常用的修复方式取决于切除的范围、患者的具体情况以及医生的建议。颌骨重建首选血管化骨组织瓣。因为其不仅可以恢复颌骨的外形结构，也可为后期的牙列修复创造条件，是功能和美观的双方面重建。依照骨组织来源不同，可分为以下几类。

1. 自体骨移植

这是最常见的修复方法之一。在手术中，医生通常会从患者的自体骨源地（通常是胫骨或腓骨）取得骨瓣，并将其植入下颌骨切除的区域，以恢复骨组织的结构和功能。这种方法通常能够提供良好的血供和生物相容性，减少了排异反应的风险。

（1）游离腓骨瓣重建：这是一个常用的重建技术，特别是当需要大面积骨重建时。腓骨游离瓣提供了大量的骨和软组织，可以用来填充切除的区域。腓骨游离瓣还带有自己的血供，这有助于确保移植组织的生存和愈合。术前设计并划定腓骨术区及对应血管，根据需要切除的骨的大小及形态，选择合适的骨段。在腓骨后方进行切口，暴露腓骨。根据需要的大小和形状，从腓骨上切下一块骨。这块骨通常带有它的血供（腓后动脉和伴随的静脉），并保存附着在骨上的肌肉和皮肤，以提供血供和修复缺损所用的软组织。需小心地切除腓骨段，确保不损伤周围的血管；保存与腓骨瓣相连的血管，以供后续微血管吻合。将腓骨瓣放置在切除的下颌骨部位后，使用钛板和螺钉进行固定，确保重建部位与剩余的下颌骨紧密吻合。随后将腓骨瓣的血管与颈部的血管（如颈外动脉和颈内静脉）进行显微吻合，以保证重建部位的血供。如果需要，可以使用腓骨瓣上的皮肤和肌肉覆盖暴露的区域。随后缝合伤口：将所有的切口缝合并放置引流。术后密切监测患者的恢复情况，确保移植组织的血供并预防并发症。有研究显示：双膦酸盐类药物相关性颌骨骨坏死患者采用带血供的软组织及骨瓣修复，具有直接血供的骨组织似乎不会发展为与双膦酸盐类药物相关的骨坏死（图7-2）。

有研究探讨了游离腓骨瓣在下颌骨重建中、是否保留踇长屈肌对患者生活质量和供区功能的影响，提示踇长屈肌切除降低了骨瓣采集时间，且并未增加供区的发病率；与踇长屈肌保留相比，对患者的生活质量和脚部功能的影响相同。故医生在不保留踇长屈肌的情况下可选择切除，不会对患者生活质量产生较大影响。

上海交通大学医学院附属第九人民医院口腔颌面头颈肿瘤科自2020年开始开展药物性颌骨坏死的腓骨重建手术，截至目前累计完成相应腓骨重建30余例，相关手术信息如下表（表7-1）。从目前的数据来看，下颌骨节段性切除彻底去除了坏死骨组织，腓骨重建有效恢复了下颌骨连续性，对于面型、咬合恢复度等至关重要。因此在严格评估患者全身情况，尤其是其他原发疾病的基础上，腓骨重建对于下颌骨药物性骨坏死是一个值得考虑的决策。

（2）其他来源骨瓣重建：除了腓骨游离瓣外，还可以使用其他组织，如桡骨、肩胛骨或髂骨。桡骨自体骨移植适用于长度不超过12 cm的下颌骨缺损，在患者前臂近端进行切口，小心翼翼地

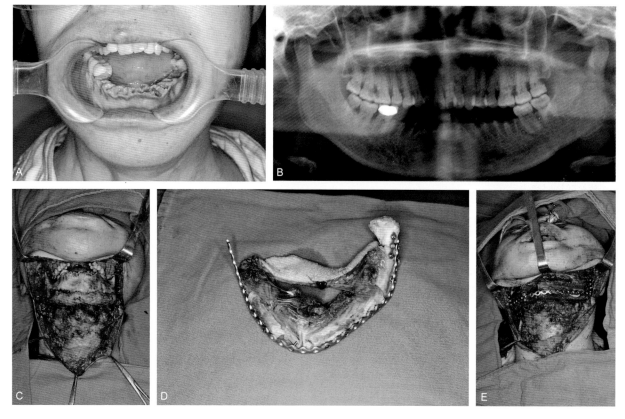

图7-2　A～E.双侧下颌骨药物性骨坏死下颌骨节段性切除术同期血管化腓骨重建

表7-1 上海交通大学医学院附属第九人民医院下颌骨药物性骨坏死腓骨重建患者手术特征及随访情况

| 临床特点 | 患者百分比（%）或者均值 ± 标准差 |
|---|---|
| 制备腓骨长度（cm） | 9.71 ± 3.37 |
| 腓骨截骨段 | |
| 一段式 | 1（4%） |
| 两段式 | 18（72%） |
| 三段式 | 6（24%） |
| 皮岛位置 | |
| 口内 | 17（68%） |
| 口外 | 8（32%） |
| 皮瓣存活 | |
| 是 | 25（100%） |
| 否 | 0（0%） |
| 软组织愈合情况 | |
| 一期愈合 | 21（84%） |
| 二期愈合 | 4（16%） |
| 随访时间（月） | 11.4 ± 9.0 |
| 症状缓解 | |
| 是 | 25（100%） |
| 否 | 0（0%） |
| 原发疾病状态 | |
| 稳定 | 25（100%） |
| 进展 | 0（0%） |
| 截至随访时患者状态 | |
| 存活 | 25（100%） |
| 死亡 | 0（0%） |

切除所需长度的桡骨段，同时保护周围的神经和血管。肩胛骨移植适用于中等大小的骨缺损，而髂骨移植适用于大面积骨缺损。将骨段移植到下颌骨缺损处，使用钛板和螺丝固定，必要时进行血管吻合，以促进移植骨的血供。术后密切监控供体区域和移植区域的愈合情况，尤其是供区功能状态的恢复。

2. 异体骨移植

在某些情况下，自体骨移植可能不可行，因此可以考虑使用异体骨移植，即从供体获得骨瓣进行移植。这需要进行组织匹配，以减少排异反应的风险。异体骨移植通常用于复杂的下颌骨修复。

3. 生物替代物

某些情况可选择生物替代物进行修复。自体骨移植通常需要通过手术从患者的其他部位获取骨瓣。这种手术可能伴随疼痛、恢复时间较长以及供区发生风险的可能性增加。若患者的健康状况不适合进行供区手术、考虑供区并发症风险，或者供区的可用骨量有限，此时生物替代物可能是更合适的选择。生物替代物通常更容易应用于小型骨缺损，如牙槽骨或手腕骨。对于较大的骨缺损，自体骨移植通常更可行，因为它可以提供足够的骨量来填补缺损。目前可用材料有：异种骨骼移植物、生物陶瓷、生物可降解支架等。这些替代物通常能够促进骨组织再生，但其效果可能具有个体差异性。

4. 钛板重建

在组织、器官重建的过程中，常使用钛板辅助组织重建。钛材料由于其生物相容性好、机械强度高和耐腐蚀性强而被广泛应用于口腔颌面外科。钛板重建的目的是恢复下颌骨的形态和功能，同时提供足够的强度和稳定性，以促进愈合和重建。钛板可用于重建下颌骨的物理结构，适用于大面积下颌骨切除，尤其是因骨坏死导致的切除。它提供了必要的支持，维持下颌骨的正确形态，防止剩余部分的移位或变形，减少下颌骨切除后骨折等并发症发生，有助于维持咬合关系和口腔健康，恢复面部的自然外观。

具体操作步骤概述如下。

（1）术前规划：使用影像学资料（如CT扫描）进行详细的术前规划，确定切除范围和重建计划。

（2）在全麻下进行手术，首先切除所有的坏死骨组织，直到出现健康的出血骨。

（3）根据术前规划，选择合适大小和形状的钛板。必要时，可以现场调整钛板以适应患者的解剖结构；将钛板固定在下颌骨的剩余部分，使用钛螺丝确保其稳定性。确保钛板的位置正确，不干扰咬合或口腔功能。

（4）在钛板固定后，进行必要的软组织覆盖或移植，以覆盖钛板和创面，促进愈合。术后应密切监测患者的愈合情况和功能恢复。

（5）提供适当的抗生素和疼痛管理，并指导口腔卫生保健，定期复查。

5. 软组织重建

除了骨重建外，还需要确保软组织的良好覆盖，对于促进愈合、提高重建成功率、减少感染风险、增强功能和结构稳定性以及改善美观等方面至关重要。这可以通过使用邻近皮瓣、游离皮瓣或其他组织移植来实现。

根据缺损大小、位置和患者的具体情况选择适当的软组织瓣。常用的瓣包括皮瓣、肌肉瓣和肌皮瓣。在较小的缺损区域，可以使用局部皮瓣，如颊瓣、舌瓣或唇瓣等，这些瓣由相邻组织转移而来，能够提供良好的覆盖。在大面积或复杂的重建中，可以使用微血管游离瓣，如前臂瓣、腓骨瓣或胸大肌瓣等，这些瓣可提供足够的组织来覆盖缺损区域并确保良好的血供。

对于广泛软组织受损需首先处理、整体或局部组织健康状况不宜进行复杂的骨移植手术的患者，可行软组织瓣修复。若软组织量不足，可联合颌下岛状瓣及下颌下腺转位治疗。对于复杂缺损，如软、硬组织均缺损较大的患者，单一骨瓣或软组织瓣不能满足需求时，可行血管化骨组织瓣＋血管化软组织瓣串联修复。下颌骨节段性切除术伴或不伴重建修复适用于何氏分类法ⅡB期和Ⅲ期患者。

无论用何种软组织修复方法，均应确保充足的血液供应：选择的软组织瓣应具有良好的血液供应，以促进愈合并减少术后并发症。

此外，一旦下颌骨修复完成，随访状况良好，患者可能需要牙齿修复，包括固定桥、可摘义齿、种植义齿以及其他牙科修复方法，以恢复咀嚼功

能和美观性。也可使用计算机辅助技术进行种植规划，确保种植的准确性。在某些情况下，除了骨组织的修复外，还可能需要进行肌肉和神经的重建，以尽量恢复颌面部的正常功能。

总之，药物相关性颌骨坏死下颌骨切除后的修复方式取决于许多因素，包括病变的严重程度、患者的整体健康状况和外科医生的建议。修复旨在恢复下颌骨的结构、功能和美观性，以提高患者的生活质量。患者应与医疗专家密切合作，以确定最适合他们个体情况的修复方法。

**（二）虚拟外科计划**

随着科技发展，使用先进的三维成像技术，外科医生可以在进行手术前详细规划手术步骤。这有助于优化重建的结果，并减少手术的复杂性和风险。借助虚拟外科规划方法，可获得更短的手术规划时间、使用特殊的腓骨切割导板增加了截骨的准确性，相对降低了成本。简而言之，这种方法是一种简单、精确且灵活性高的下颌骨重建技术。有研究强调了这种方法的可应用性，能够在不到48小时内以显著较低的成本为患者提供可接受的治疗结果。此外，使用预弯曲的钛板减少了手术时间，而切割导板上的孔洞则在切割腓骨和下颌骨时提供了更好的稳定性和精确性。

有研究评估了计算机辅助自体腓骨瓣进行下颌骨重建手术的准确性，回顾性分析了2015年1月至2018年6月在比利时鲁汶大学医院口腔颌面外科进行的26例手术案例。评估了手术计划与术后结果之间的偏差，尤其关注了髁突是否涉及术区。术后，利用CT扫描进行了骨质融合评估，比较术前规划和术后下颌骨模型，分析了腓骨段长度和骨切口角度的偏差，以及最终术后结果的髁突间距离与前后距离的偏差。研究结果显示，腓骨段长度和骨切口角度的偏差保持稳定，与术前计划相比较更精确。然而，其他测量结果显示出较大的变化，表明最终术后结果的准确性存在高度差异。特别是在髁突需要重建的情况下，与

不参与髁突的情况相比，骨段间角度偏移明显不同。此研究提示：计算机辅助手术提供了精确的腓骨段切割导板，但目前的固定方法导致了准确性和可重复性的误差。故在多段腓骨转移和需要髁突重建的情况下，推荐使用计算机辅助固定，以确保术前计划的准确性。

## 五、术后辅助治疗

### 1. 抗生素治疗

感染可以加剧骨坏死的症状，术前和术后的抗生素使用可在减少手术部位感染和帮助愈合中起到作用。抗生素的选择取决于当地的微生物群落和患者特异性因素，一般使用广谱抗生素，如青霉素或头孢类药物，以控制潜在的继发感染。

### 2. 高压氧治疗

高压氧治疗作为一种辅助治疗已被探索，通过增加血液中的氧含量、改善缺氧组织的氧供应、减少水肿和促进血管生成来增强伤口愈合。患者在特制的高压氧舱内呼吸纯氧，一般需要多次治疗。

### 3. 物理治疗

低级别激光治疗、温热疗法、超声治疗等可以促进血液循环，减轻炎症和疼痛，加速组织修复，适用于轻中度骨坏死患者。

### 4. 疼痛管理

骨髓炎患者常伴有疼痛，需要有效的疼痛管理。首选非甾体抗炎药（NSAID）镇痛，依据镇痛阶梯、根据患者实际情况选用合适药物，个体化控制疼痛，同时需注意副作用和依赖性。

### 5. 护理与全身支持

良好的口腔卫生是预防和治疗骨髓炎的关键。定期使用漱口水清洁口腔，避免使用酒精或烟草等其他刺激性物质。定期进行牙科检查和清洁，特别是在开始外科及药物治疗之前。良好的营养状态对愈合过程至关重要，应根据患者的具体情况提供营养补充，如高蛋白质、高热量的饮食，必要时通过管饲或静脉注射补充营养。

### 6. 生物创新疗法

包括应用生物膜、生长因子等新型治疗方法。这些方法尚处于研究阶段，但展现了治疗的新可能性。

## 六、总结

MRONJ 是一个复杂的临床挑战，需要全面了解其发病机制、临床表现和分期。手术干预仍然是其管理的基石，手术干预在疾病解决和复发率方面表现出良好的结果，手术重点是去除坏死组织并促进愈合。手术技术和辅助治疗的方法选择由个体患者因素、疾病的阶段、骨累及程度等决定。早期诊断、及时干预和多学科综合治疗是实现良好结果的关键，包括口腔外科、口腔修复科、康复科医生在内的多学科治疗团队，最大程度确保最佳的功能和美观效果。

（何 悦 马海龙 刘忠龙）

# 第二节·上颌骨药物相关性颌骨坏死的手术治疗

上颌骨位于颜面中部，左右各一，相互对称。与邻骨连接，参与眶底、口腔顶部、鼻腔底部和侧壁、颞下窝和翼腭窝、翼上颌裂及眶下裂的构成。上颌骨为中空结构，其窦腔称为上颌窦，内衬上颌窦黏膜，经中鼻道开口与鼻腔相通。与下颌骨血供方式不同，上颌骨的血液供应极为丰富，既接受骨内上牙槽动脉的血供，又接受来自上牙槽后动脉、眶下动脉、腭降动脉以及蝶腭动脉等分布于颊、唇、腭侧黏骨膜等软组织的血供。上颌骨药物相关性颌骨坏死发生的比例低于下颌骨（上颌骨 vs 下颌骨约为 1∶3），但严重患者可突破眶底，甚至累及颅底等区域，造成该区域感染，危险程度远高于下颌骨药物相关性骨坏死。目前，从外科治疗角度，上颌骨 MRONJ 与下颌骨 MRONJ 治愈率基本相当（70% vs 68%）。上颌骨 MRONJ，由于解剖结构复杂，坏死呈现不规则形态，手术治疗相对也更为复杂，且具有一定特殊性。

## 一、MRONJ 风险倾向

此阶段的外科治疗主要涉及牙周手术和拔牙。术前充分详细了解用药史，包括药物种类、给药剂量及方式、用药时间等。特别是静脉注射药物，且口内有局部风险因素者（残根残冠、牙周炎、阻生齿等），为高风险患者。对于此类患者，需定期进行口腔健康检查，通常建议 3～6 个月一次。若此阶段发现患者有牙周炎，应及时对患者进行牙周治疗以最大限度减少 MRONJ 的发生。通常 MRONJ 的发生是从牙槽开始，因此需特别重视牙槽骨炎症的情况，牙周治疗不仅仅是通过传统的龈上龈下洁治，局部采用派力奥等药物以及全身预防性应用抗生素都是必要的。牙龈翻瓣手术往往会破坏骨膜血供，而且造成骨面暴露，增加感染风险，因此不建议进行牙龈翻瓣手术。对于不能保留的残根残冠，以及可能成为病灶牙的患牙，需要及时拔除。由于拔牙已被证实是 MRONJ 相关的最严重风险因素，围手术期应使用抗生素、局部加强牙周卫生维护，尽可能减少拔牙创伤，建议去除高耸的牙槽嵴以避免牙槽边缘过于锐利。拔牙创尽可能缝合以减小暴露面积。术后应用抗生素，局部严格进行医疗随访。

## 二、MRONJ 1 期

诸多研究表明，对于 1 期 MRONJ 的早期手术治疗往往效果较好，黏膜愈合率可达 70% 以上。这是因为此阶段的病变骨通常比较局限，早期手术能够充分清除病变骨，临床上通常采用的术式为清创、刮除等，清除病灶后软组织通常没有较大缺损，能够在无张力的情况下严密关创。

## 三、MRONJ 2～3 期

发生在上颌骨药物相关性骨坏死 2～3 期的病变范围往往超出了牙槽突，死骨界限明显，与正常骨之间易发生分离。清除上颌病变骨常常形成上颌窦交通。既往研究表明，对于较小的上颌窦瘘，可采用颊脂垫瓣、邻近软组织黏骨膜瓣或阻塞器来进行修复，以获得良好的术后生活质量。然而对于较大的上颌窦瘘，通常采用阻塞器来进行修复。在有足够基牙固位的情况下，临床上多采用以余留健康牙为基牙的可摘式阻塞器，而对于没有基牙固位的情况，应禁止进行种植体植入术。当上颌骨死骨清创暴露上颌窦时，尽可能保留窦内黏膜，避免进行上颌窦根治术，缺乏黏膜保护的上颌窦内壁存在继续发生骨坏死的风险。有研究表明，对于上颌骨 MRONJ 3 期的患者，采取清除死骨并建立通畅慢行引流通道的手术方法，可以有效降低患者的疼痛程度及发作频率。特别是在上颌骨大面积死骨并累及颧骨、眶底等难以完全清除病变等情况下，减轻患者疼痛症状也是非常具有临床意义的。

上海交通大学医院附属第九人民医院的诊疗经验表明，上颌骨 2～3 期 MRONJ 患者除了局部骨坏死伴炎症状态外，上颌窦组织内常见炎性组织浸润，在行死骨摘除或骨髓炎刮治时，需要联合上颌窦根治术，彻底清除上颌窦内炎性软组织。术中常可见口腔上颌窦相交通，此时可游离颊侧牙龈及颊黏膜组织，行黏膜对位缝合，关闭术区。若术中软组织清创后，周围组织游离尚不能关闭创面时，可行颊脂垫瓣转位覆盖，严密缝合，关闭口腔上颌窦交通。

### ［典型病例 1］

患者，男，63 岁。肾癌骨转移使用唑来膦酸，出现右上后牙松动，以及骨质暴露，迁延不愈，前来就诊。

完善全景片、颌面部 CT 提示右上颌骨骨髓炎，死骨形成，与周围组织存在明显界限，排除全麻手术禁忌后行"右上颌骨死骨摘除 + 局部软组织清除术 + 颊黏膜瓣转位修复"，术后术区恢复良好（图 7-3）。

[典型病例 2]

患者，男，59 岁。前列腺癌骨转移使用唑来膦酸，因右上后牙脱落至当地医院拔除，后行种植牙修复。术后局部区域黏膜红肿、流脓，种植体松动，局部骨质暴露，前来就诊。

完善全景片、颌面部 CT、全身 PET-CT 后，排除局部骨转移及全麻手术禁忌，行"右上颌骨骨髓炎刮治术 + 软组织清创术 + 复杂牙拔除术 + 上颌窦根治术 + 颊脂垫瓣转位修复术"，术后术区恢复良好（图 7-4）。

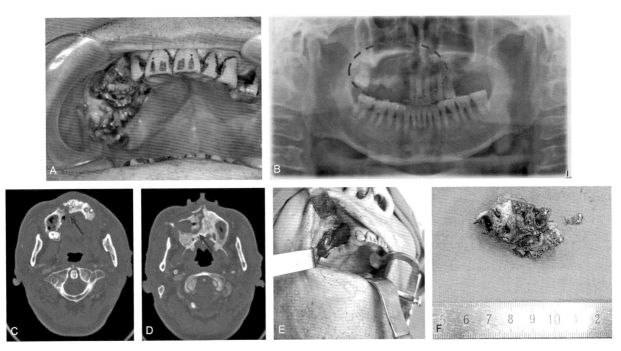

**图 7-3** A～F. 右上颌骨药物相关性骨坏死死骨摘除术

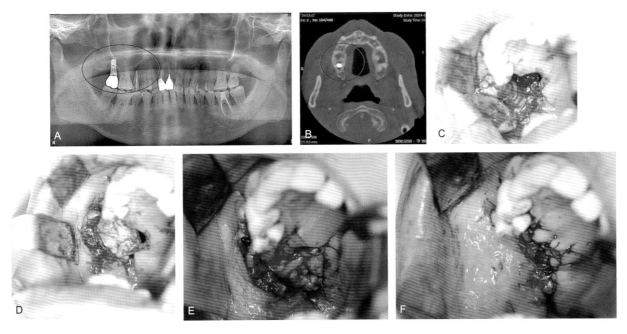

**图 7-4** A～F. 右上颌骨药物相关性骨坏死颊脂垫瓣修复

## 四、总结

针对上颌骨 MRONJ 清创后形成的缺损，目前尚未见自体骨瓣移植来进行重建的报道。其原因可能考虑到多数 MRONJ 患者有恶性肿瘤骨转移、全身条件差、手术时间长、重建封闭后的骨组织和移植骨瓣继续发生骨髓炎甚至骨坏死的风险。

（何　悦　曲行舟　刘忠龙　张士剑）

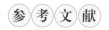

［1］ 何悦，陈珩，安金刚，等．药物相关性颌骨坏死临床诊疗专家共识［J］．中国口腔颌面外科杂志，2023，21（4）：313-325.

［2］ 姜钧健，何悦．药物相关性颌骨坏死治疗方法的研究进展［J］．中国口腔颌面外科杂志，2020，18（5）：474-477.

［3］ 吴宇翎，赵小朋，严凌健，等．双膦酸盐类药物相关性颌骨坏死临床研究［J］．口腔疾病防治，2017，25（1）：31-36.

［4］ Costa D A, Costa T P, Netto E C, et al. New perspectives on the conservative management of osteoradionecrosis of the mandible: a literature review［J］. Head Neck, 2016, 38(11): 1708-1716.

［5］ El-Rabbany M, Sgro A, Lam D K, et al. Effectiveness of treatments for medication-related osteonecrosis of the jaw: a systematic review and meta-analysis［J］. J Am Dent Assoc, 2017, 148(8): 584-594.

［6］ Fleisher K E, Pham S, Raad R A, et al. Does fluorodeoxyglucose positron emission tomography with computed tomography facilitate treatment of medication-related osteonecrosis of the jaw?［J］. J Oral Maxillofac Surg, 2016, 74(5): 945-958.

［7］ Fliefel R, Tröltzsch M, Kühnisch J, et al. Treatment strategies and outcomes of bisphosphonate-related osteonecrosis of the jaw (BRONJ) with characterization of patients: a systematic review［J］. Int J Oral Maxillofac Surg, 2015, 44(5): 568-585.

［8］ Goormans F, Sun Y, Bila M, et al. Accuracy of computer-assisted mandibular reconstructions with free fibula flap: results of a single-center series［J］. Oral Oncol, 2019, 97: 69-75.

［9］ Hao L, Tian Z, Li S, et al. Osteonecrosis of the jaw induced by bisphosphonates therapy in bone metastases patient: case report and literature review［J］. Oral Oncol, 2022, 128: 105852.

［10］ He L, Sun X, Liu Z, et al. Pathogenesis and multidisciplinary management of medication-related osteonecrosis of the jaw［J］. Int J Oral Sci, 2020, 12(1): 30.

［11］ Khan A A, Morrison A, Hanley D A, et al. Diagnosis and management of osteonecrosis of the jaw: a systematic review and international consensus［J］. J Bone Miner Res, 2015, 30(1): 3-23.

［12］ Khan A, Morrison A, Cheung A, et al. Osteonecrosis of the jaw (ONJ): diagnosis and management in 2015［J］. Osteoporos Int, 2016, 27: 853-859.

［13］ Kün-Darbois J D, Fauvel F. Medication-related osteonecrosis and osteoradionecrosis of the jaws: update and current management［J］. Morphologie, 2021, 105(349): 170-187.

［14］ Ma H, Shi C, Jin S, et al. Fibular flap mandibular reconstruction for third-stage medication-related osteonecrosis of the jaw: a retrospective single-center study［J］. J Dent Sci, 2023, 18(3):976-984.

［15］ Mottini M, Jafari S S, Shafighi M, et al. New approach for virtual surgical planning and mandibular reconstruction using a fibula free flap［J］. Oral Oncol, 2016, 59: e6-e9.

［16］ Mücke T, Haarmann S, Wolff K D, et al. Bisphosphonate related osteonecrosis of the jaws treated by surgical resection and immediate osseous microvascular reconstruction［J］. J Cranio-Maxillofac Surg, 2009, 37(5): 291-297.

［17］ Mücke T, Koerdt S, Jung M, et al. The role of mylohyoid flap in the treatment of bisphosphonate-related osteonecrosis of the jaws［J］. J Cranio-Maxillofac Surg, 2016, 44(4): 369-373.

［18］ Ni Y, Zhang X, Zhang Z, et al. Assessment of fibula flap with flexor hallucis longus's effect on head & neck tumor patients' quality of life and function of donor site［J］. Oral Oncol, 2020, 100: 104489.

［19］ Otsuru M, Soutome S, Hayashida S, et al. A preliminary clinical study of segmental mandibulectomy on medication-related osteonecrosis of the jaw［J］. J Dent Sci, 2022, 17(1): 444-450.

［20］ Ribeiro G H, Chrun E S, Dutra K L, et al. Osteonecrosis of the jaws: a review and update in etiology and treatment［J］. Braz J Otorhinolaryngol, 2018, 84: 102-108.

［21］ Ruggiero S L, Kohn N. Disease stage and mode of therapy are important determinants of treatment outcomes for medication-related osteonecrosis of the jaw［J］. J Oral Maxillofac Surg, 2015, 73(12): S94-S100.

［22］ Vanpoecke J, Verstraete L, Smeets M, et al. Medication-related osteonecrosis of the jaw (MRONJ) stage III: conservative and conservative surgical approaches versus an aggressive surgical intervention: a systematic review［J］. J Cranio-Maxillofac Surg, 2020, 48(4): 435-443.

［23］ Yamachika E, Matsubara M, Ikeda A, et al. Treatment of osteonecrosis of the jaw［J］. J Craniofac Surg, 2015, 26(7): e575-e577.

# 第八章

# 药物相关性颌骨坏死的护理和康复

## 第一节 · 药物相关性颌骨坏死的日常护理

### 一、心理护理

#### （一）焦虑

采用汉密尔顿焦虑量表对患者焦虑症状予以评分，如汉密尔顿焦虑量表得分＜7分，则判定为无焦虑。汉密尔顿焦虑量表得分为7～14分，患者为轻度焦虑。对此类患者可指导其通过调整生活方式来改善情绪，如加强运动，在一定程度上达到身心调整的目的；也可以指导其听一些舒缓、放松的音乐，或通过唱歌、呐喊等方式改善情绪；另外，如果喜欢宠物，可以通过养宠物来改善患者的不良情绪，并在养宠物的过程中得到自我价值感的满足。汉密尔顿焦虑量表得分为14～21分，患者为中度焦虑，此时应主动倾听患者的不良情绪及心理问题，并兼顾患者因疾病导致的缺损和自卑，进行情绪疏导的同时，介绍疾病相关知识，帮助患者以积极向上的状态接受下一步治疗与护理。汉密尔顿焦虑量表得分＞21分，患者为重度焦虑，此类患者需要在精神科医生指导下进行药物治疗。

#### （二）抑郁

长期的慢性病损或迁延不愈，会导致患者出现不同程度的抑郁。采用贝克抑郁量表评估后，对轻度抑郁患者，护理人员可通过语言交流方式，充分取得患者信任，了解患者的疾病和心态对家庭、工作、社会的影响，找出患者的潜在压力，进而帮助其解决问题。对于中度抑郁患者，则需心理咨询师、心理治疗师等提供专业的帮助，进行情绪疏导，建议患者找几个知心的朋友进行倾诉，通过朋友的鼓励和关心来缓解患者的抑郁情绪。重度抑郁患者需要在精神科医生的指导下进行药物治疗，如使用抗焦虑、抗抑郁药物，常用到的药物有氟西汀、帕罗西汀、舍曲林、西酞普兰等。

### 二、口腔护理

药物相关性颌骨坏死患者的口腔自洁能力差，应指导患者平时注意口腔清洁。可采用以下方法：① 定期做洁治。② 指导患者正确的刷牙方法，使用儿童型软毛刷，每天2～3次。③ 使用0.02% 醋酸氯己定含漱液漱口，每天3～4次，有效漱口不仅能增加口腔清洁度，而且含漱的动作还有利于口腔周围肌肉的运动。④ 进食后饮用温开水，以保持口腔清洁。⑤ 定期检查牙周情况，如有牙齿松动、牙龈红肿、牙结石等牙周炎症状，需及时治疗。

### 三、营养支持

药物性颌骨坏死是一种慢性疾病，不良的咬合关系会影响进食，最终导致患者营养失调，所以在饮食护理方面，要注意以下几点：① 少量多次进食，选择高热量、高蛋白质，富含钙质、铁质，易吞咽、易消化的食物。② 饮食多样化，保持营养均衡。③ 对于营养状况较差的患者，应请营养师会诊，指导肠外营养，合理调整营养治疗方案。

## 四、发热护理

药物性颌骨坏死继发感染的患者常常会出现发热，全身无力。故在炎症初期即应采取积极有效的治疗，以控制感染的发展。保持室内空气流通，温度、湿度适宜。指导患者多喝水，促进新陈代谢，同时达到降温效果并防止患者出现水、电解质紊乱。体温升高患者可采取物理降温，如用温毛巾擦拭、泡温水澡等，必要时也可以遵医嘱使用降温药。

## 五、疼痛护理

药物性颌骨坏死就诊患者常伴有颌骨疼痛不适，尤其是临床诊断为Ⅱ期和Ⅲ期的患者，就诊的首要主诉为病变区疼痛不适，主要原因是颌骨局部炎症所致。此类患者需保持口腔卫生，控制局部炎症，遵医嘱，全身应用抗生素，必要时使用止痛药缓解疼痛症状。

## 六、张口训练

药物性颌骨坏死患者常伴有由疼痛等原因引起的张口困难，需指导患者进行合理的张口训练，以改善症状。常用方法如下。

1. 自主锻炼

（1）开口运动：最大限度张口后坚持 5 秒再放松，每天训练 3～5 次。

（2）叩齿运动：上、下牙齿有节奏地叩击。

（3）磨牙运动：适当地进行上、下牙齿的前后、左右方向运动。

（4）鼓腮运动：口齿紧闭并向外呼气，使两侧腮部鼓起并坚持 5 秒后再放松。

2. 辅助工具锻炼

自主锻炼时患者会因为疼痛及肌力差等导致张口幅度小，持续时间短，锻炼效果差，因此需要辅助工具进行被动的张口训练。

（1）可用楔形的木塞逐渐增加开口度并保持一段时间。

（2）张口器的使用：术后 7～10 天开始指导患者练习张口，张口训练时，将张口器较窄的一端放到健侧后磨牙区，刚开始时训练强度不宜过大，以防伤口裂开或出血，以后逐渐加大开口器张开角度，使开口逐渐增大；术后 10 天开始进行正常训练，每天 5 次以上，每次保持 5～10 分钟，以被动开口至有疼痛感为宜。张口训练一般进行 6～12 个月，每周至少应增大 1～2 mm，训练应循序渐进，逐渐增大开口度（开口度是指上、下、中切牙切缘间的距离），最终锻炼至在不应用张口器被动开口情况下，成人开口度至少≥ 35 mm，儿童视年龄一般≥ 30 mm。

患者张口训练应定期复查，一般术后 3 个月、6 个月复查，有条件时可结合双侧颞下颌关节区理疗以增加张口训练效果。

（侯黎莉　赵小妹）

# 第二节 · 药物相关性颌骨坏死的围手术期护理

## 一、术前护理

### （一）健康评估

详细询问患者出现症状的时间、确切的部位、发病前的全身健康状况、有无全身疾病和外科手术史等。询问患者是否曾至医院就诊，是否接受过治疗、治疗的方式和效果以及目前的情况，重点了解患者是否有抗骨吸收或者抗血管生成药物的用药史。

### （二）术前准备

做好各项实验室及辅助检查、备血、药物过敏试验、备皮等准备工作；术前指导患者学会非语言表达；术前8小时指导患者禁食、禁饮；保证充足的睡眠。

### （三）口腔清洁

药物相关性颌骨坏死患者，口腔自洁作用破坏，口腔卫生较差，应告知患者及家属口腔清洁的重要性，并采用以下方法保持口腔清洁：① 使用0.02%醋酸氯己定含漱液漱口。② 指导患者正确的刷牙方法。③ 佩戴义齿患者每次进食后摘下清洗。④ 有大量牙结石和牙垢的患者行全口洁治。

### （四）疼痛干预

疼痛表现为拔牙创面不愈合伴肿痛，严重时可见骨面裸露、死骨形成，也有个别患者因周围神经受压而出现颌骨剧烈疼痛。护理人员应准确评估疼痛程度，合理使用止痛药，限制颌骨活动，以减轻疼痛。轻度疼痛，可通过冰敷或使用非甾体抗炎药减轻疼痛；中等疼痛，可指导使用弱阿片类药物；剧烈疼痛，可指导使用吗啡或者哌替啶等药物，但应避免患者对止痛药产生依赖。

### （五）心理护理

外科手术可能会造成颜面部的改变，因此患者会出现一定程度的心理问题。护理人员术前应向患者做好耐心的解释工作，消除患者的恐惧心理，减轻患者的心理负担，使患者树立战胜疾病的信心，积极配合手术。

### （六）游离组织瓣修复下颌骨缺损患者的准备

目前，血管化自体骨移植是下颌骨缺损患者颌骨重建的金标准，腓骨肌皮瓣、髂骨肌皮瓣及肩胛骨肌皮瓣移植术是常见的修复方式。

1. 术前评估

（1）下颌骨缺损受区检查：通过下颌骨曲面断层及颌面部螺旋CT扫描等影像学检查了解颌骨病变范围、缺损情况。口内检查如余留牙牙周情况、咬合关系，余留牙稳定的咬合关系对余留颌骨的准确复位和移植骨的准确固定均有指导意义。

（2）供区评估：术前需排除供区的各类发育畸形、疾病、创伤；通过超声多普勒、CT血管造影或磁共振血管造影对供区血管条件进行评估；通过CT等影像学检查全面了解供区骨瓣的骨量和形貌。

2. 术后护理

（1）术区护理：术后适当使用抗生素预防感染。如局部发现感染征象，加强抗生素的使用，并拆除部分缝线进行脓肿引流，尽可能保证移植骨成活；术后3天内通过皮岛观察了解移植骨瓣的血供情况，对于未携带皮岛的骨瓣，可采用便携式超声检测血管蒂的血流信号预防移植骨组织瓣危象。

（2）供区护理：腓骨组织瓣术后常见并发症为小腿肿胀及疼痛，术后可行小腿抬高以及功能康复锻炼；髂骨组织瓣术中应注意供区创面的严密分层缝合，防止术后腹疝的发生，对于仍有生育意愿的女性患者，需慎用此皮瓣；肩胛骨组织瓣术中应注意大、小圆肌的复位固定，术后需逐步配合肩功能康复训练，预防术后肩功能（外展、伸、屈）减弱。

## 二、术后护理

### （一）免疫排斥反应的观察

采用钛制品进行下颌骨重建术的患者，术后护理人员应密切观察有无钛排斥反应。钛排斥反应主要表现为：

（1）切口处有淡黄色分泌物溢出。

（2）患者有持续低、中度发热或高热。

（3）移植处肿胀。

（4）实验室检查白细胞升高。

对于术后出现免疫排斥反应的患者，术后保持引流通畅，常规给予5～7天抗生素预防感染，若出现经久不愈的瘘管，应拆除钛板，控制感染后再考虑修复治疗。

## （二）移植皮瓣的护理与观察

（1）1周内卧床制动，头部两侧予以砂袋固定，切忌头部左右扭转，以免过度牵拉使血管位置改变，造成血管痉挛、血栓形成或压迫皮瓣的血管影响皮瓣成活。

（2）定时观察皮瓣的颜色、质地、皮纹、皮温等，发现变化，及时通知医生。

（3）若供皮区为前臂或下肢，则术后肢体应抬高15°～30°，并观察肢端血运和活动度等情况。

（4）配合医生进行毛细血管充盈试验、针刺出血试验、多普勒超声检测等，多种途径判断皮瓣是否存在动脉或静脉危象。

## （三）呼吸道的管理

（1）将患者置于安静、清洁、空气流通的病室内。

（2）保持气道通畅，按需吸痰，定时雾化，必要时可使用人工鼻，维持气道内温度及湿度。

（3）密切观察患者神志、生命体征、血氧饱和度的变化。

## （四）引流管的护理

保持引流管通畅，妥善固定引流管，定时观察和记录引流液的量、色和性质，判断有无出血、感染或其他并发症。一般引流液颜色由深到浅，继而转为淡红色，引流量由多到少，24小时少于20 mL可考虑拔除引流管。如短时间内有大量鲜红色血液流出，局部伤口肿胀明显，质硬，则提示可能存在小血管破裂，应立即通知医生处理。如术后引流量未减少，出现淘米水样混浊，则说明有乳糜漏形成，应局部加压包扎，并嘱患者禁食，待漏口愈合后再清淡饮食。

## （五）饮食护理

推荐使用营养风险筛查（2002版）对患者进行营养风险筛查，结合饮食状况、骨骼肌含量、体力活动和全身情况等综合判定患者的营养状况。注意食物的多样化和各营养要素的配比，可摄入适量的纤维素以促进肠蠕动、防止便秘等。饮食以清淡为主，经常更换食物种类，给予谷类、肉类、蛋类、豆类、蔬菜、水果、糖、盐、油等多种食物和食品添加剂，避免食物单一而使患者营养缺乏，影响术后康复。患者术后1～2周予以鼻饲流质，根据营养情况必要时行胃造瘘。留置胃管期间，指导患者进行咀嚼、吞咽功能训练。若患者病情稳定，能正常饮水即考虑拔除胃管进行口饲流质。口内伤口愈合后逐步过渡到半流质或软食。

# 三、康复训练

## （一）张口训练

颌面部的康复治疗和功能训练应在创口愈合后尽早开始，张口训练应长期坚持，以肌肉稍有胀感为度，每次不少于30个开闭口动作，每天≥5次，锻炼的时间和次数应逐渐增加。具体方法如下。

（1）将双手拇指和示指分别放在上、下颌两侧的尖牙或双尖牙上，然后以适当的力量推动下颌。

（2）将一只手的拇指和示指插入上、下切牙之间，缓慢分开两指间的距离。

（3）用示指钩住下颌中切牙，使用柔和力量向下协助开口。

## （二）下肢功能锻炼

为促进患肢功能恢复，预防深静脉血栓形成，腿部负压引流管拔除后，应鼓励患者尽早下床活动，指导患者进行下肢功能康复训练。

1. 第1阶段：床上活动

术后24小时患肢抬高15°～30°，以利于静脉回流，注意观察足背动脉搏动情况及趾端血液循环、皮肤有无肿胀或异常感觉，术后2～4天行趾关节活动，术后5～7天行高抬腿30°～45°练习，每次持续15秒。

2. 第2阶段：床旁站立

术后8～10天以健侧腿支撑身体，术侧腿轻轻点地，每次30～60秒，4次/天。

3. 第3阶段：练习床旁活动及拄拐

术后第3周开始逐渐练习拄拐行走，每次3～5分钟，4～6次/天，每次锻炼后将患肢抬高防止肿胀，拆线当日应减少活动量。

（侯黎莉　赵小妹）

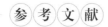

参 考 文 献

［1］李洁璇，江妙玲，庄佩杏.乳腺癌骨转移应用唑来膦酸后并发下颌骨坏死的治疗与护理［J］.国际医药卫生导报，2019，25（21）：3645-3647.

［2］李杏萍，黄丽萍，程红霞.口腔癌手术缺损同期胸大肌皮瓣移植修复术的术后护理［J］.护理学杂志，2010，25（12）：13-14.

［3］林艳，潘丽文.血管化折叠腓骨瓣修复下颌骨缺损的围手术期护理［J］.当代护士（中旬刊），2021，28（3）：73-75.

［4］邵丽红，叶国凤.口腔颌面部游离组织瓣移植术后45例的功能训练［J］.护理与康复，2016，15（7）：649-650.

［5］谭雁红，李爱珍.钛金属及肌皮瓣移植治疗颌骨放射性骨坏死的护理［J］.当代护士（学术版），2005（3）：49-51.

［6］杨便红.多发性骨髓瘤使用双磷酸盐引起颌骨坏死的探讨与护理［J］.中华现代护理杂志，2009，15（15）：1449-1450.

［7］杨冬叶，曹丽华，张伟娜，等.放射性颌骨坏死患者生存质量状况及其影响因素分析［J］.现代临床护理，2019，18（1）：1-7.

［8］张静，李全，杨悦.口腔癌围手术期患者营养管理的证据总结［J］.中华现代护理杂志，2021，27（13）：1681-1688.

［9］张占玉，杨悦.非血管化自体髂骨移植修复颌骨缺损患者的围手术期护理［J］.护士进修杂志，2018，33（15）：1419-1421.

［10］中华口腔医学会口腔颌面修复专业委员会.下颌骨缺损修复重建治疗专家共识［J］.中华口腔医学杂志，2019，54（7）：433-439.

# 第九章

# 药物相关性颌骨坏死的预后和疗效评价

## 第一节 · 药物相关性颌骨坏死的预后评价

在医学上，预后通常指基于个体的临床和非临床特征，预测其在特定时间内出现特定结局的概率或风险。结局往往是特定的事件，如死亡或并发症，但也可能是疾病进展、疼痛加重，或生活质量改变。预后预测可以辅助临床医生给患者制订相应的治疗方案，辅助临床决策支持，可以帮助患者清晰地认识自身疾病状况，间接改善他们治疗过程中的生活质量。精准的预后对医学研究和实践都具有重要价值。

药物相关性颌骨坏死（MRONJ）是指因骨质疏松症、恶性肿瘤骨转移等疾病使用双膦酸盐类药物、抗血管生成类药物或类固醇类药物所致的颌骨代谢紊乱及骨坏死类疾病。目前 MRONJ 的发病机制还不确定，存在多种假说，治疗策略也有争议，对于非手术还是手术作为首选治疗方法尚未达成共识。除了保守及手术治疗，一些辅助疗法也常被运用在临床中，包括高压氧舱、臭氧化油治疗、激光照射及激光手术等，这些方法在什么情况下使用都没有明确的定论。因此，对于 MRONJ 患者的预后评估就显得十分重要，如果临床医生能对患者的预后有一个准确的认识，那么对于这个患者的治疗计划，保守与手术方法的选择以及辅助治疗的使用都将有积极的指导意义。影响 MRONJ 的预后因素有很多，本节将从以下几个方面进行总结。

### 一、药物对预后的影响

Marx 在 2003 年首次报道由双膦酸盐类药物（BP）引起的颌骨坏死。后续学者们发现除了 BP，地舒单抗（denosumab）等其他抗骨吸收药物以及肿瘤治疗中抗血管生成的靶向药物也会引起类似的颌骨坏死。美国口腔颌面外科医师协会（AAOMS）将此类疾病命名为药物相关性颌骨坏死（MRONJ）。地舒单抗是除了 BP 之外引起 MRONJ 的最主要药物，那么这两种药物对于 MRONJ 的预后影响有什么区别呢？Limones 通过总结大量两者比较的随机对照研究得出结论，与 BP 相比，使用地舒单抗有更高的 MRONJ 风险，但两者对于 MRONJ 预后的影响没有差别。

对于双膦酸盐类药物来说，用药的因素也会影响 MRONJ 的预后。首先，BP 的给药途径主要有两种：口服 BP 常用于治疗骨质疏松症和骨质减少症，而静脉内 BP 主要用于治疗癌症相关疾病，特别是用于乳腺癌、肺癌或前列腺原发性实体癌的骨转移，或多发性骨髓瘤患者发生的溶解性病变。现在明确的是静脉给药较口服的预后更差。其次，随着技术的进步，BP 也在不断改进，目前已经发展到第三代，药物的相对效力，即抗骨吸收强度也大大加强，临床上常用的唑来膦酸钠已经是第一代 BP 相对效力的 20 000 倍，BP 的相对效力越强，由其引起的 MRONJ 预后就越差。另外，BP 的使用持续时间和累计剂量对 MRONJ 的预后也有影响。

## 二、原发肿瘤对预后的影响

临床上使用 BP 和地舒单抗等药物主要是用于治疗骨质疏松症和恶性肿瘤骨转移及多发性骨髓瘤等疾病。显然，治疗骨质疏松症的 MRONJ 患者预后相对较好，这主要是因为给药途径和剂量不同导致的，对于治疗肿瘤类疾病的患者，不同的肿瘤类型对于 MRONJ 预后有影响吗？Wei 通过回顾性调查 133 例接受唑来膦酸治疗的癌症患者，发现相对于乳腺癌和前列腺癌，多发性骨髓瘤的患者 MRONJ 的预后更差。至于 MRONJ 的发生，与恶性肿瘤骨转移相比，多发性骨髓瘤患者颌骨坏死的发生率普遍较高。MRONJ 在多发性骨髓瘤患者中的发生率较高且预后较差可能与这种肿瘤的生物学特征有关。多发性骨髓瘤是一种浆细胞病，其特征是骨髓中单克隆浆细胞的恶性增殖，并且在增殖过程中控制骨转换的多种因子失调。更具体地说，多发性骨髓瘤患者的成骨细胞生成受到抑制，骨髓瘤细胞直接通过 Wnt 通路抑制剂 DKK-1 和骨髓瘤微环境中 T 细胞分泌的 IL-3 抑制成骨细胞的形成和分化。这些不同于乳腺癌或前列腺癌的成骨细胞功能改变可能是多发性骨髓瘤患者 MRONJ 发病率较高和预后较差的主要原因。

## 三、患者因素对预后的影响

患者自身的一些因素也会影响 MRONJ 的预后。一些研究显示女性的 MRONJ 发生率要高于男性，这是因为骨质疏松患者中女性占多数，并且容易发生骨转移的乳腺癌也主要发生在女性的缘故。但对于 MRONJ 的预后评估，没有证据显示性别是一个显著性因素。通常认为老年人患 MRONJ 的风险更大，那预后也应该更差，但多

项研究的结果恰恰相反，65 岁以上的患者预后反而比 65 岁以下的患者更好。原因可能是由于年轻患者的原发疾病往往更具侵袭性，因此使用了更激进的治疗措施，这可能导致 MRONJ 的更快进展，而老年患者的死骨形成更快，这有可能是因为 BP 的抑制作用在老年患者停药后更容易消退，从而导致死骨形成速度加快，这会使临床医生更积极地采用手术的方式进行治疗，从而加速病变的愈合。

患者有化疗史和 MRONJ 病程较长（≥ 12 个月）都会使预后变差。MRONJ 的情况也会影响预后。首先，疾病分期是一个影响预后的显著因素；其次，发病部位对预后也有影响。不过这一点存在争议，有文献报道 MRONJ 发生在上颌骨和磨牙区域与预后不良有关，而病变的长度与深度对预后都没有显著的影响。血清白蛋白是一种重要的血浆蛋白，主要由肝脏合成，参与自身免疫的调节和炎症反应。血清白蛋白水平降低已被证明会影响许多疾病的预后，虽然到目前，还没有关于低血清白蛋白作为 MRONJ 危险因素的报道，但有研究发现，血清白蛋白 < 40 g/L 与晚期 MRONJ 阶段有关。

另外，与 MRONJ 发病相关的一些危险因素，例如贫血、糖尿病、类固醇激素用药史、吸烟等对预后都没有明确的影响。

## 四、药物相关性颌骨坏死治疗方法对预后的影响

临床上 MRONJ 的治疗大致分为保守治疗（如抗菌漱口水、抗生素、口腔卫生维护等）、手术治疗，以及一些新型辅助治疗方法（包括高压氧治疗、激光治疗及富含生长因子血浆治疗等）。在 AAOMS 于 2014 年提出的 MRONJ 分期系统中，建议对不同分期的病变采取不同的治疗策略以指导临床治疗，但总体上更支持保守治疗，仅对有症状的患者采用积极的手术治疗。目前，对于保守治疗与手术治疗的选择是否对 MRONJ 预

后有影响存在争议。日本学者 Shinichi Yamada 认为，许多患者对保守治疗没有反应，并且感染和骨破坏是进行性的，而手术治疗效果更好并且在每个疾病阶段都更有效，在对 275 例 MRONJ 患者的治疗结果和预后因素调查研究后发现，采用保守治疗、死骨切除和包括骨切除和节段切除在内扩大手术的 1 年累积治愈率分别为 17.2%、34.5% 和 40.7%，结果表明，手术干预可以改善MRONJ 患者的生存质量和预后。德国口腔颌面外科学会也认为，在一些情况下并不需要按照AAOMS 指南进行治疗。尽管保守治疗可能能够减缓疾病进展并减轻暴露骨的重复感染，但手术治疗已经得到了优异的结果，特别是在完全黏膜愈合方面。在所有 MRONJ 阶段都应考虑手术干预，因为这可以对诊断 MRONJ 进行组织学确认，并有助于预防疾病进展，而且荧光引导骨切除术等新技术会使骨切除边界更准确，手术效果也更好。中国最新的《药物相关性颌骨坏死临床诊疗专家共识》给出的治疗策略也显示，除了 0 期的患者，其他各个临床分期的患者都可以根据具体情况采用相应手术治疗。因此我们有理由相信，对于有适应证的患者，不论处于哪个分期，采用积极的手术治疗可以对预后带来积极影响。

对于手术治疗的预后影响因素，Shin 通过调查研究发现康涅狄格大学骨坏死量表（UCONNS）分值高、C 反应蛋白（CRP）水平高、骨质破坏范围大和血清碱性磷酸盐低，与较高的术后不完全恢复发生率相关。这表明，CRP、UCONNS、血清碱性磷酸盐和骨质破坏范围大小是预测MRONJ 手术预后的显著因素。UCONNS 量表包括各种影响因素，应首先作为预测指标。如果这些变量表明预后不良，需要更积极的手术治疗和更明确的手术切缘。UCONNS 是康涅狄格大学的学者设计的一种量表，他们将可能导致颌骨坏死的多种风险因素（例如 BP 的使用情况）、口腔风险操作、口腔健康情况和全身情况分别赋值，然后计算得出量化数值用于评估颌骨坏死发生风险。Reich 认为，UCONNS 有助于评估颌骨坏死

手术的预后以及抗再吸收药物假期的潜在益处。药物假期也可以作为 MRONJ 手术预后评估因素，Kim 通过对一组 MRONJ 患者研究后发现，手术治疗组中药物假期是唯一具有统计学意义的预后因素，保守治疗组中则无任何相关性。为了防止手术治疗后预后不良，药物假期的持续时间应至少为 4 个月。

除了常规保守治疗和手术治疗，各种辅助治疗措施是否对预后有明确的影响呢？Govaerts 系统总结了诸如高压氧治疗（HBO）、激光消融、低水平激光疗法（LLLT）、各种富含血小板的血液制品、特立帕肽、臭氧、荧光引导手术和己酮可可碱与维生素 E（PENTO）等辅助治疗手段后认为，与单纯的常规治疗相比，辅助治疗手段的加入更有优势。但是，目前此类研究都存在较大的偏倚，证据的可信度也不高，似乎激光消融、富含白细胞和血小板的纤维蛋白（LPRF）和荧光引导手术对预后有积极影响。而这些辅助治疗手段与预后明确的关系还需要临床随机对照试验进行研究。

## 五、其他

一些学者对某些特定方面的 MRONJ 预后评估进行了研究。Okuyama 专门对上颌骨 MRONJ 进行了调查，他认为，手术治疗是上颌骨 MRONJ 的合适策略，需要彻底切除坏死骨以获得完全愈合。多变量分析显示，术后残留死骨是上颌骨 MRONJ 的不良预后指标。

Wei 回顾性调查了 95 例前列腺癌转移的患者发现，使用地舒单抗而不是唑来膦酸作为抗骨吸收药物，没有贫血，较高的胶原蛋白 I 的 C 端端肽（CTX）治疗前水平预示前列腺癌患者的MRONJ 治疗预后更好。

Otsuru 根据骨膜反应（PR）与溶骨性病变的关系将 MRONJ 患者分为三型，分别是没有出现PR（即 PR−型），在溶骨区附近出现 PR（即 PR+型），远离溶骨区出现 PR 即 PRd 型。通过调查，他发现 PRd 型的患者预后较差。

近年来，一些学者对于一些 MRONJ 相关因子进行研究，希望能找出与 MRONJ 预后有关的标志物。但是 Pouso 对于此类文献进行系统总结后得出结论认为，目前尚没有可靠的标志物能用于 MRONJ 风险的评估。

以上我们可以看出与 MRONJ 预后相关的因素很多，不过其中一些还存在争议，此类研究的偏倚往往很大，证据的可信度也并不理想。因此笔者认为，今后 MRONJ 预后评估研究的方向应该多进行证据可信度高的随机对照研究，将有明确意义的指标赋值制作成类似于 UCONNS 的量表，对 MRONJ 的预后进行量化评估，这将对 MRONJ 的治疗有重大的指导意义。

（孙长伏　代　炜　李振宁）

# 第二节 · 药物相关性颌骨坏死的疗效评价

疗效是治疗效果（therapeutic effect）的简称，指应用药物和手术等医疗手段进行治疗的结果。一般来说，临床疗效评价往往分为 4 个等级，即完全缓解（complete response, CR）、部分缓解（partial response, PR）、稳定（stable disease, SD）或者无变化（no change, NC）及疾病进展（progressive disease, PD）。对药物相关性颌骨坏死的疗效进行评价，首先要了解治疗的目标。AAOMS 提出的治疗目标是：优先考虑并支持患者继续接受肿瘤治疗。优先考虑并支持接受静脉抗骨吸收治疗的患者继续进行治疗和抗血管生成治疗的患者继续进行肿瘤治疗。因为这些肿瘤患者可以通过抗骨吸收治疗来控制骨痛和降低其他骨骼并发症的发生率，而抗血管生成类化疗药物在治疗不同的恶性肿瘤中显示出疗效，并对提高生存有益。因此治疗主要是通过以下方式来保证患者的生存质量：首先是患者教育和安慰，然后是控制疼痛、控制继发性感染、防止病变的扩展和新的坏死区域的形成。最新的《药物相关性颌骨坏死临床诊疗专家共识》对治疗目标的描述为：药物相关性颌骨坏死的治疗目标是消除疼痛、控制软 / 硬组织感染，并尽量防止病变范围扩大和骨坏死区域产生，配合癌症等原发病的治疗，提高患者的生活质量。一旦确诊 MRONJ，口腔科医生需要与内科医生及肿瘤科医生等共同协商，制订治疗计划。

以 MRONJ 治疗目标为基础结合常规疗效评价分级，不同的学者提出了不同的疗效评价体系用于研究。这导致 MRONJ 的疗效判定及不同科室间的交流变得困难。因此，在临床黏膜评估、症状学、影像学和临床指征的基础上，《MASCC/ISOO/ASCO 药物相关性颌骨坏死临床实践指南》中提出由口腔专家用"治愈""改善""稳定"或"进展"等术语描述病变部位的状态（表 9-1）。

表 9-1　评价药物相关性颌骨坏死疗效的术语

| 术语 | 黏膜愈合情况 | 症状 / 疼痛 | 炎症 / 感染 | 影像学表现 |
|---|---|---|---|---|
| 治愈 | 完全愈合 | 无疼痛 | 无 | 正常骨小梁结构；拔牙窝硬骨板吸收 |
| 改善 | 显著改善（病灶区＞ 50% 黏膜覆盖） | 显著改善（疼痛减轻＞ 50%，直观类比标度） | 显著改善（无炎症或感染表现） | 骨小梁结构改善；有死骨形成的迹象 |
| 稳定 | 轻微改善（病灶区＜ 50% 黏膜覆盖） | 轻微改善（疼痛减轻小于 50%，直观类比标度） | 轻微改善（轻微炎症或感染表现） | 无改变 |
| 进展 | 无改善或情况恶化 | 无改善或情况恶化 | 无改善 | 溶骨改变；骨小梁减少 |

这个评价体系也被我国的《药物相关性颌骨坏死临床诊疗专家共识》所采纳。用"治愈""改善""稳定"或"进展"等术语描述患者病情，可提高医师间的交流效率，提供更合理的临床治疗方案。"治愈"意味着完全的黏膜愈合，无疼痛或感染，此时应继续进行常规口腔保健及随访，避免复发或发生继发的MRONJ。除了上述评价指标外，其他一些临床表现和患者自身情况的改变也可作为MRONJ疗效的判定指标，如病灶部位的肿胀程度、患者的进食情况、生存质量等。生存质量（quality of life, QoL）是对个人或群体所感受到躯体、心理、社会各方面良好适应状态的一个综合测量，主要由3个方面构成：躯体健康、社会健康和心理健康。因此，为了评价MRONJ的疗效，我们可以对患者治疗后的生存质量进行分析。用于生存质量分析的主要是一些成熟的量表，比如华盛顿大学生存质量评估问卷（UW-QoL）、欧洲癌症研究与治疗组织生活质量核心量表（EORTC QLQ-C30）和头颈生存质量量表（EORTC QLQ-H&N35）、癌症治疗功能评价系统（FACT）、社会支持评定量表（SSRS）等，具体内容可参见何悦教授主编的《放射性颌骨坏死：临床诊断与治疗》。

（孙长伏　代　炜　李振宁）

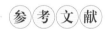

［1］陈珧，何悦.MASCC/ISOO/ASCO药物相关性颌骨坏死临床实践指南解读［J］.中华口腔医学杂志，2022，57（2）：128-135.

［2］何悦.放射性颌骨坏死临床诊断与治疗［M］.上海：上海科学技术出版社，2020：178-183.

［3］潘剑，刘济远.药物相关性颌骨坏死的发病机制及其防治［J］.华西口腔医学杂志，2021，39（3）：245-254.

［4］Feng Z, An J, Zhang Y. Factors influencing severity of medication-related osteonecrosis of the jaw: a retrospective study［J］. J Oral Maxillofac Surg, 2021, 79(8): 1683-1688.

［5］Govaerts D, Piccart F, Ockerman A, et al. Adjuvant therapies for MRONJ: a systematic review［J］. Bone, 2020, 141: 115676.

［6］Kim Y H, Lee H K, Song S I, et al. Drug holiday as a prognostic factor of medication-related osteonecrosis of the jaw［J］. J Korean Assoc Oral Maxillofac Surg, 2014, 40(5): 206-210.

［7］Klingelhöffer C, Zeman F, Meier J, et al. Evaluation of surgical outcome and influencing risk factors in patients with medication-related osteonecrosis of the jaws［J］. J Craniomaxillofac Surg, 2016, 44(10): 1694-1699.

［8］Landesberg R, Woo V, Cremers S, et al. Potential pathophysiological mechanisms in osteonecrosis of the jaw［J］. Y Acad Sci, 2011, 1218: 62-79.

［9］Limones A, Sáez-Alcaide L M, Díaz-Parreño S A, et al. Medication-related osteonecrosis of the jaws (MRONJ) in cancer patients treated with denosumab VS. zoledronic acid: a systematic review and meta-analysis［J］. Med Oral Patol Oral Cir Bucal, 2020, 25(3): e326-e336.

［10］Lorenzo-Pouso A I, Pérez-Sayáns M, González-Palanca S, et al. Biomarkers to predict the onset of biphosphonate-related osteonecrosis of the jaw: a systematic review［J］. Med Oral Patol Oral Cir Bucal, 2019, 24(1): e26-e36.

［11］Okuyama K, Hayashida S, Rokutanda S, et al. Surgical strategy for medication-related osteonecrosis of the jaw (MRONJ) on maxilla: a multicenter retrospective study［J］. J Dent Sci, 2021, 16(3): 885-890.

［12］Otsuru M, Soutome S, Hayashida S, et al. Imaging findings and treatment outcomes of a rare subtype of medication-related osteonecrosis of the jaw［J］. J Bone Miner Metab, 2022, 40(1): 150-156.

［13］Reich W, Bilkenroth U, Schubert J, et al. Surgical treatment of bisphosphonate-associated osteonecrosis: Prognostic score and long-term results［J］. J Craniomaxillofac Surg, 2015, 43(9): 1809-1822.

［14］Ristow O, Otto S, Troeltzsch M, et al. Treatment perspectives for medication-related osteonecrosis of the jaw (MRONJ)［J］. J Craniomaxillofac Surg, 2015, 43(2): 290-293.

［15］Robert E Marx.Pamidronate (Aredia) and zoledronate (Zometa) induced avascular necrosis of the jaws: a growing epidemic［J］. J Oral Maxillofac Surg, 2003, 61(9): 1115-1117.

［16］Ruggiero S L, Dodson T B, Fantasia J, et al. American association of oral and maxillofacial surgeons position paper on medication-related osteonecrosis of the jaw — 2014 update［J］. J Oral Maxillofac Surg, 2014, 72(10): 1938-1956.

［17］Shin W J, Kim C H. Prognostic factors for outcome of surgical treatment in medication-related osteonecrosis of the jaw［J］. J Korean Assoc Oral Maxillofac Surg, 2018, 44(4): 174-181.

［18］Son H J, Kim J W, Kim S J. Pharmacoepidemiology and clinical characteristics of medication-related osteonecrosis of the jaw［J］.

Maxillofac Plast Reconstr Surg, 2019, 41(1): 26.

［19］ Wei L Y, Kok S H, Lee Y C, et al. Prognosis of medication-related osteonecrosis of the jaws in cancer patients using antiresorptive agent zoledronic acid ［ J ］. J Formos Med Assoc, 2021, 120(8): 1572－1580.

［20］ Wei L Y, Kok S H, Lee Y C, et al. Prognosis of medication-related osteonecrosis of the jaws in metastatic prostate cancer patients ［ J ］. Oral Dis, 2022, 28(1): 182－192.

［21］ Yamada S I, Kurita H, Kondo E, et al. Treatment outcomes and prognostic factors of medication-related osteonecrosis of the jaw: a case- and literature-based review ［ J ］. Clin Oral Investig, 2019, 23(8): 3203－3211.

［22］ Yarom N, Shapiro C L, Peterson D E, et al. Medication-related osteonecrosis of the jaw: MASCC/ISOO/ASCO clinical practice guideline ［ J ］. J Clin Oncol, 2019, 37(25): 2270－2290.

# 第十章
# 药物相关性颌骨坏死的预防

## 第一节·药物相关性颌骨坏死预防的临床意义

药物相关性颌骨坏死（MRONJ）是一类罕见的药物副作用，其中以双膦酸盐相关颌骨坏死最为人所熟知。同时也与其他抗骨吸收生物制剂（如地舒单抗）和抗血管生成药物（如舒尼替尼、贝伐珠单抗和阿柏西普）等药物有关。RANK 是一种在前破骨细胞和破骨细胞的细胞膜上表达的受体，地舒单抗（denosumab）是一种能够抑制 RANK 激活的人源化单克隆抗体 κB 配体（RANKL）。地舒单抗阻止 RANKL 与 RANK 的结合，从而抑制破骨细胞的发育和激活。抗血管生成靶向药主要包括小分子药物或单克隆抗体，其通过干扰血管内皮细胞增生，进而抑制肿瘤生长。但同时抗血管生成靶向药也可以引起颌骨坏死，但具体发病机制尚未明确。近年来，患有类风湿关节炎、溃疡型肠炎、强直性脊柱炎或银屑病等患者所用的一些与免疫调节功能相关的药物（如英夫利单抗、阿达木单抗和利妥昔单抗）也被发现可以引起药物相关性颌骨坏死。通过以上对可引起 MRONJ 药物的简单回顾可以得知，可能有越来越多的患者有罹患 MRONJ 的风险。因此如何避免患者发生 MRONJ，并顺利完成原发疾病的治疗成为主治医生和患者共同关注的热点话题。

### 一、药物相关性颌骨坏死发生的常见风险因素

MRONJ 发生的常见风险因素包括拔牙（牙槽创伤）、牙源性感染、免疫功能障碍和其他因素（如缺血）。2003 年，Marx 教授报道了应用双膦酸盐类药物可引起颌骨坏死，而这其中 77.7%（28/36）的患者都有既往拔牙史。在 2004 年 Ruggiero 等人的报道中，有高达 86%（54/63）的患者有拔牙经历。在 MRONJ 患者中有很大比例的患者有拔牙经历，提示拔牙（或牙槽创伤）可能是导致 MRONJ 的重要风险因素之一。因此，很多口腔科医生或口腔专科医生不敢或不愿对应用抗骨吸收类药物或抗血管生成类药物的患者进行口腔科相关治疗（尤其是拔牙），而患者也同样担心此类治疗会引起颌骨坏死。

近些年，越来越多的学者相信，牙齿周围及种植体周围的感染性炎症是 MRONJ 发生的重要局部因素，而这也是进行拔牙或去除种植体的主要原因。牙周疾病与 MRONJ 发病两者间的相关性已经被广泛证实，如细菌沿牙周袋侵袭是其感染牙槽骨的主要机制。牙周袋中的牙龈卟啉单胞菌及 IgG 产物可以加速骨转换（bone remodeling）活动，导致炎症进一步加重，而这种改变会减弱牙周组织的愈合能力，最终引起 MRONJ 的发生。因此，重度牙周炎患者的常规治疗预后很差，拔牙成为最直接的解决方式，而拔牙又被认定为是 MRONJ 的激发事件（trigger for the development of MRONJ）。在临床工作中我们发现，如果存在牙源性感染病灶（如根尖周炎或牙周炎），即使不拔牙，患者也可以出现颌骨坏死（图 10-1）。有些癌症患者化疗后牙齿松动自然脱落，但并未

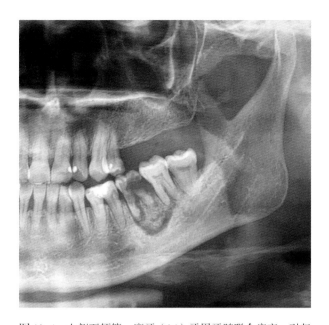

图 10-1 左侧下颌第一磨牙（36）牙周牙髓联合病变，引起 36 根方牙槽骨坏死，坏死骨与周围骨间可见明显分界线。患者信息：女性，69 岁，乳腺癌，应用唑来膦酸 2 年

因牙槽创伤较小而避免 MRONJ 发生。而患者有可能出现牙窝愈合障碍，最终出现颌骨坏死（图 10-2）。

患者的免疫功能异常可能会影响伤口愈合，而成为 MRONJ 的风险因素。2014 年我们报道 24 例双膦酸盐类药物引起的 MRONJ 患者，在 4 例口服福善美（阿仑膦酸钠）的患者中有 3 例伴有类风湿关节炎，应用激素（甲基泼尼松等）治疗时间跨度 11～18 年，为控制和预防骨质疏松同期服用双膦酸盐药物。本组患者用药频率均为每周 1 次，每次 70 mg，平均用药时间为 23 个月（12～60 个月）。同时，通过文献回顾发现类风湿类患者因应用激素类药物后为预防或治疗骨质疏松症，常常应用阿仑膦酸钠、利塞膦酸等药物，进而常常出现 MRONJ（表 10-1）。

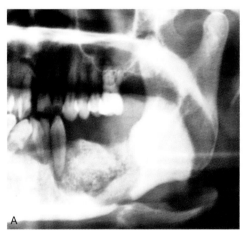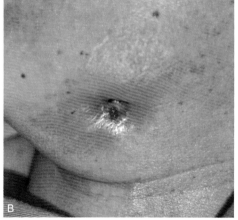

图 10-2 左侧下颌第一、二前磨牙和第一磨牙（34～36）松动自然脱落，牙窝未愈合，形成左侧下颌骨明显坏死表现（A），同时患者左侧面部皮肤出现瘘管（B）。患者信息：女性，65 岁，乳腺癌，应用唑来膦酸 5 年

表 10-1 类风湿关节炎伴 BRONJ 文献回顾报道

| 作者（年份） | 病例数 | 使用药物 | 平均使用时间（月） | 其他药物 |
|---|---|---|---|---|
| Conte-Neto（2012） | 28 | 阿仑膦酸 / 利塞膦酸 / 伊班膦酸 | 48 | 类固醇 /（爱若华） |
| Nomura（2013） | 2 | 利塞膦酸 / 阿仑膦酸 | 31.2 | 氢化泼尼松 |
| Lescaille（2013） | 8 | 利塞膦酸 / 阿仑膦酸 / 唑来膦酸 / 伊班膦酸 | 48.4 | 类固醇 |
| Alsalleeh（2014） | 1 | 阿仑膦酸 | 36 | 类固醇 |
| Fede（2016） | 18 | 利塞膦酸 / 阿仑膦酸 / 唑来膦酸 / 伊班膦酸 | 69 | 类固醇 |

## 二、预防药物相关性颌骨坏死发生的可行性

能否像预防放疗引起的颌骨坏死那样，在实施化疗药物治疗前处理患牙，进而避免 MRONJ 的发生？美国斯隆凯特纪念医院的专家针对这个问题做了一项回顾性研究。他们调查了其医院 18 年间应用抗骨吸收药物和（或）抗血管生成药物患者发生 MRONJ 的比例，分为用药前和用药后到口腔医学中心进行牙齿检查与治疗两组。调查结果发现，用药前进行口腔检查和治疗的患者发生 MRONJ 的比例为 0.9%（8/872），而用药后再进行口腔检查和治疗的患者发生 MRONJ 的比例高达 10.5%（141/1 344），两组相差将近 12 倍。上述研究提示在用药前进行口腔检查，并给予相关牙齿治疗可显著减少 MRONJ 的发生。因此他们提出了化疗前口腔评估（premedication dental evaluation, PMDE）的概念，其具体内容包括：① 患者健康宣教，告知患者用药可能引起 MRONJ 的相关风险，用药后尽可能减少有创牙科操作，并进行口腔卫生指导、营养指导。② 全面口腔检查，包括一些必要的影像学检查（如殆翼片或曲面体层片）。③ 化疗前完成口腔治疗（如龋坏、牙周病等），用药前 2～3 周拔除无法保留的患牙。

除了化疗前口腔检查和相应处理减少 MRONJ 发生，在化疗过程中出现牙齿疾患如何处理才能避免 MRONJ 发生，变得更为棘手。因此，提高患者在抗骨吸收药物和（或）抗血管生成药物用药前和用药中的口腔健康水平，有利于预防 MRONJ 发生，这就需要口腔科医生与患者的肿瘤医疗团队密切合作，提倡用药前、用药过程中口腔定期评估，以确定 MRONJ 的潜在风险，预防 MRONJ 的发生。

（郭玉兴）

# 第二节 · 预防药物相关性颌骨坏死的基本原则

预防性口腔（牙科）治疗的主要目的是发现并消除口腔局部风险因素。如何在口腔（牙科）治疗的预防受益和 MRONJ 发生风险之间进行平衡非常困难。下面将口腔（牙科）治疗的内容按引起 MRONJ 的风险高低分为三类：① 必需治疗（indicated），即不处理意味着发生 MRONJ 风险极高。② 尝试治疗（possible），即不处理也可能是安全的。③ 避免治疗（contraindicated），即处理后极有可能引起 MRONJ。

关于牙齿治疗的时机，可以分为化疗前口腔（牙科）治疗和化疗中口腔（牙科）治疗。在患者化疗前，口腔科医生应该仔细检查患者的口腔状况，并做影像学检查（对肿瘤患者而言尤其必要），以便评价患者牙体/牙周状态，并设计治疗方案，该方案应该结合患者疾病状态，并与肿瘤科医生（或内科医生）进行共同商讨。如果患者已经开始化疗，则可归为化疗中口腔（牙科）治疗，其治疗原则为评估口腔状态，并将口腔局部风险因素降至较低水平。同时需要提醒患者注意的是，患者在获得专业咨询意见后，日常仍需要保持良好的口腔卫生，一旦有临床不适或 MRONJ 症状，应该尽早就医。

下面具体讨论不同患者（肿瘤疾患和非肿瘤疾患）药物治疗前口腔（牙科）治疗和药物治疗中口腔（牙科）治疗的内容。同时，基于以上不同的口腔（牙科）治疗分类（必要、尝试和避免治疗），进一步讨论有创性治疗和非有创性治疗。

## 一、药物治疗前口腔检查及相关治疗

### （一）非肿瘤患者

这类患者进行口腔（牙科）检查的主要目的是在开始应用抗骨吸收药物前，或用药前半年，尽可能保持或者恢复良好的口腔卫生。如果患者口腔卫生良好，需要形成每 6 个月进行口腔科常规检查的就诊习惯。这类患者消除口腔（牙齿）

感染的治疗措施是必需的，具体治疗包括非创伤性的牙体 / 牙髓治疗、牙周治疗、有创性的牙体 / 牙髓 / 牙周手术治疗和牙槽外科手术。可尝试性的治疗包括修复治疗、正畸治疗、牙种植手术相关治疗。这类患者发生 MRONJ 的风险较低。

### （二）肿瘤患者

此类患者化疗前，即使口腔卫生良好，也需要养成每 4 个月进行口腔科常规检查的就诊习惯。口腔科医生应评估患者口腔内软、硬组织情况，同时，应让所有患者均熟悉 MRONJ 疾病及其预防措施，并且获得维护良好口腔卫生的能力。如果化疗前患者口腔情况不容乐观，甚至存在牙体 / 牙周感染性疾病（如牙髓炎、牙周炎等），最好推迟患者开始应用 MRONJ 相关药物的时机。采用有创伤性手段治疗口腔（牙齿）疾病的患者，需要待组织愈合后才能开始用药，而软组织获得稳定愈合的最短时间一般需要 3～4 周。对于采用非创伤性手段治疗口腔（牙齿）疾病的患者，如果治疗效果确切，则不必要推迟患者开始用药的时机。如果应用抗骨吸收或抗血管生成药的时间不能延迟（主要是恶性肿瘤患者），但又必须进行有创伤性手段（如牙槽外科手术）治疗时，那么这类患者就可以归类为化疗中口腔（牙科）治疗的组群。

由于牙槽外科手术被认为是必需性治疗，其

最理想的结果是在骨损伤最小的前提下，实现软组织的 I 期愈合。而其他有创性治疗内容，如牙种植体植入手术、牙种植体周围骨移植手术和膜龈手术，均被认为是避免治疗的内容。因为此类治疗的目的并非是消除感染灶，而是为了美观或修复牙缺失 / 缺损，并且在进行治疗后还存在发生 MRONJ 的风险。

## 二、药物治疗中口腔检查及相关治疗

### （一）非肿瘤患者

非肿瘤疾病患者的口腔（牙科）治疗决策更为复杂，因为其需要评估其他因素的风险程度（高风险因素、低风险因素）。非肿瘤疾病患者常常为预防或治疗骨质疏松等疾病而应用抗骨吸收药物，应用剂量较低，常为每周口服用药（阿仑膦酸钠），或每年静脉 / 皮下用药（唑来膦酸、地舒单抗）。非肿瘤疾病患者根据用药时间和其局部或全身风险因素，可以分类为低剂量 A、B 两类不同的 MRONJ 风险水平人群。用药时间在 0.5～3 年内，且不伴有其他局部或全身风险因素的患者归为低剂量 A 类（低风险人群）。如果患者用药时间超过 3 年，或虽短于 3 年，但存在其他局部或全身风险因素（表 10-2），则被归为低剂量 B 类（中低风险人群），这类患者发生

表 10-2　药物相关性颌骨坏死疾病手术风险分级

| 疾病 | 用药分类 | 具体内容 | 风险等级 |
|---|---|---|---|
| 非肿瘤疾病 | 低剂量 A 组 | 患者应用抗骨吸收药物不足 3 年，也不存在其他系统性风险因素[†] | 1 |
| | 低剂量 B 组 | （1）患者应用抗骨吸收相关药物超过 3 年；<br>（2）患者应用抗骨吸收药物不足 3 年，但存在其他系统性风险因素；<br>（3）患者应用静脉 / 皮下注射，应用抗骨吸收药物 | 2 |
| 肿瘤疾病 | 高剂量 A 组 | 患者应用抗骨吸收药物不足 3 年，也未同期应用其他可引起颌骨坏死的药物[‡] | 3 |
| | 高剂量 B 组 | （1）患者应用抗骨吸收相关药物超过 3 年；<br>（2）患者应用抗骨吸收药物不足 3 年，但同期应用其他可引起颌骨坏死的药物 | 4 |

注：[†] 包括类风湿疾病、糖尿病等免疫功能异常或易感染疾病。

　　[‡] 包括抗血管成药物、免疫功能调节药物和其他已经报道可引起颌骨坏死的药物。

MRONJ 的风险增加，且存在不确定性因素。

对于低剂量 A 类和 B 类患者而言，以去除感染灶为目的的有创性牙齿治疗（牙周 / 牙体手术和牙槽外科手术）都是必需治疗。对于低剂量 A 类患者而言，不需要采用特殊药物或手术措施。低剂量 B 类患者需要预防性应用抗生素，每次处理的患牙数量尽量少，在未停药的情况下更要加倍小心。同时此类患者也可以考虑应用弱激光和（或）自体血小板凝集物，并在有创性口腔（牙齿）治疗后定期进行口腔科复诊（术后 1、3、6、12 个月）。

低剂量 A 类和 B 类非肿瘤疾病患者可尝试性进行种植牙相关的操作（包括种植体植入术和种植前植骨术），但术前需要和患者充分沟通发生 MRONJ 的风险。低剂量 A 类患者存在远期发生种植体周围炎的风险，低剂量 B 类患者存在近期和远期发生 MRONJ 的风险。因此，对于 B 类患者而言，建议其进行其他的替代牙齿修复治疗。

Mozzati 等报道了一项利用自体血小板凝集物预防非肿瘤疾病患者种植手术后发生 MRONJ 的回顾性研究，他们在 235 例患者的 1 267 颗植体中应用此项技术，1 年内未见有发生 MRONJ 的病例。考虑这类患者发生 MRONJ 的时间间隔可能较长，因此还需要更长时间的随访以便确定此类技术的疗效。

## （二）肿瘤患者

对于肿瘤患者而言，应用抗骨吸收药物的主要目的为预防和治疗骨转移疾病，因此用药剂量较高，常为每个月用药［唑来膦酸（静脉滴注）、地舒单抗（皮下注射）］。恶性肿瘤疾病患者多个风险因素叠加出现，因此从应用可以引起 MRONJ 的药物开始，即可被认为处于高风险状态。患者同时存在多种用药风险因素，据此可以分类为高剂量 A、B 两类不同的 MRONJ 风险水平。将用药时间在 0.5～3 年内，且未同期应用其他可引起颌骨坏死药物的患者可以归为高剂量 A 类（中高风险人群）。如果患者用药时间超过 3 年，或虽

短于 3 年，但存在其他可引起颌骨坏死药物的应用情况，则可被归为高剂量 B 类（高风险人群）（表 10-2）。对于这类患者而言，非创伤性牙科治疗（如牙体充填）被认为是必需治疗，而且其可避免牙源性感染的加重。尽管如此，非创伤性牙科治疗需要注意以下方面：① 术前用含漱液进行含漱，以减少口腔内细菌量。② 避免应用含肾上腺素（可收缩血管，减少血供）的麻药。③ 应用橡皮障，并避免橡皮障装置损伤黏膜。牙体根管治疗过程中，还应避免器械或充填物超出根管范围。

非创伤性的牙周治疗被认为是强烈建议必需进行的治疗，牙周治疗可以去除菌斑、牙石，且定期牙周治疗可以很好地改善患者口腔环境。因此，化疗中的癌症患者应该每 4 个月进行一次口腔洁治和口腔检查，这有利于患者维持良好口腔卫生和 MRONJ 的早期筛查。

对于以去除感染灶为目的的治疗，如果其他手段无法解决，就需要采用有创性牙齿治疗（牙周 / 牙体手术，牙槽外科手术）。针对双膦酸盐用药患者的拔牙探索已经进行了十余年。2010 年，Lodi 建议采用超长抗生素应用（术前、术后共 3 周），联合黏骨膜瓣完全封闭拔牙创，同时应用洗必泰凝胶术后护理。他们报道了 23 例患者，发现 31 颗拔牙创均完全愈合。2011 年 Mozzati 等报道采用 PRGF 膜，联合骨膜瓣完全封闭拔牙创，同时将预防性抗生素的应用时间减少为 1 周。其报道了 65 例患者，其中 60 例完全愈合，5 例出现了 MRONJ，均发生在下颌骨。1 年后他们又报道了技术改进版本，采用沟内切口翻瓣，减少局部创伤，达到了与前一个研究类似的效果。2017 年，日本学者回顾性调查了 9 家单位的 1 175 例口服双膦酸盐治疗骨质疏松患者中的（2 458 颗）牙齿拔除情况，35 例患者（41 颗，1.7%）牙齿拔除术后出现了 MRONJ。调查发现，创面暴露、截根操作、单颗牙、骨质吸收或牙齿松动等明显与 MRONJ 发生有显著性关系。

意大利口腔颌面外科学会和意大利口腔病理

药理学会制定了关于此类患者牙齿拔除的操作流程，以预防 MRONJ 的发生。例如，在拔牙前 1 周开始，患者居家用醋酸氯己定进行含漱，在拔牙前 1 天开始至拔牙后 6 天时间段内预防性应用抗生素（如肌内注射阿莫西林 / 舒巴坦联合口服甲硝唑）。拔牙术中局部麻醉采用不含肾上腺素类麻药，翻全厚黏膜瓣，拔牙操作尽量轻柔，必要时修整拔牙窝，采用无张力缝合伤口，以促进伤口愈合。另外，可用超声骨刀替代传统的拔牙器械，但目前无研究证明传统的拔牙器械比超声骨刀引起 MRONJ 的风险高。手术后继续应用醋酸氯己定进行含漱（3 次 / 天，持续 2 周），还可以同期使用透明质酸软膏（3 次 / 天，持续 2 周）。术后 7～10 天拆线。在拔牙后 1 年内，严格按照医生嘱托时间（术后 3 个月 /6 个月 /12 个月）进行随诊。

如果有多个牙齿需要拔除，建议每次只拔 1 颗牙，尤其是当患者药物未停用时。目前还有学者建议在拔牙操作中考虑应用弱激光（Nd:YAG）和（或）自体血小板凝集物（autologous platelet concentrates, APC）。具体来说，应用自体血小板凝集物的精加工物，如富生长因子血浆（PRGF）和白细胞 / 血小板 / 纤维蛋白物（L-PRF）可以减少手术操作时间和创伤，从而取得较好的愈合效果。

当进行牙周 / 牙体手术治疗时，可以应用与拔牙相同的预防措施，包括预防性用药和减少骨创伤操作。化疗中的恶性肿瘤患者进行种植牙相关的操作可存在近期和远期风险，尤其是种植体植入造成颌骨创伤较大，因此应严格避免此类治疗。

化疗中癌症患者可以尝试进行牙齿修复治疗。设计可摘局部义齿时，需要尽量减少义齿对口腔黏膜的压力，并增强其稳定性，以减少口腔黏膜创伤。同时，这类患者也要坚持每 4 个月复诊的原则，检查义齿是否合适，避免义齿引起创伤性溃疡，根据需要进行软树脂衬垫。同时，这类患者应该避免长时间佩戴义齿，白天不超过 8 小时，夜间不佩戴。在设计固定义齿时，需要着重关注牙齿的生物学宽度，避免损伤结合上皮。在满足患者美观的前提下，尽量设计龈上修复肩台，利于检查和口腔维护。

## 三、停用药物策略

许多文献讨论了在有创性口腔（牙科）治疗前暂停用药，以减弱这种药物对口腔创伤愈合的干扰。暂停 MRONJ 药物的应用（又称为 drug holiday，药物假期）的具体策略需要考虑药物机制，还需要与开具处方的医生进行讨论。这种药物暂停使用的时间应该以软组织完全愈合为限。直至今日，还没有证据表明口腔（牙科）治疗前暂停用药有利于预防 MRONJ 的发生。众所周知，双膦酸盐类药物可以在骨骼组织中抑制破骨细胞活动，半衰期非常长，且最终留存在人体里的时间也很长（可能长达 10 年）。暂停应用双膦酸盐药物可以削弱其抗血管生成的效果，并减少骨膜和软组织内的药物浓度，而这可能有利于血运改善并促进组织愈合。同时还因为血运循环内药物浓度降低，而导致牙槽窝愈合的骨改建过程中双膦酸盐沉积减少，减少发生骨坏死的可能。地舒单抗被网状内皮细胞清除的循环半衰期为 28 天，且不会在骨骼中积聚。因此，地舒单抗能够在最后一次注射后的 6 个月内被基本清除。由于这些药代动力学特性，在进行创伤性牙科手术之前停用这种药物的患者可能会有预防效用。

这种不同停药时间的依据来源于药物的半衰期和用药方案。化疗中的癌症患者暂停用药存在肿瘤快速进展的风险，还可能引发骨相关事件（骨折、骨痛、高钙血症、脊髓压迫等）。癌症患者应用双膦酸盐药物进行治疗时，建议在有创性口腔（牙科）治疗前 1 周（提前 6 周预防效果更好）暂停药物使用。地舒单抗在口腔（牙科）治疗前停药时间至少 4～6 周。

抗血管生成药物可影响软组织愈合，在有创性口腔（牙科）治疗前需要根据药物代谢特点进行停药。贝伐珠单抗的半衰期为 20 天左右，因此治疗前停药时间提前至少4～6周。其他小分子抗血管生成药物的停药时间与贝伐珠单抗类似，建议对此类患者在有创性口腔（牙科）治疗前进行血常规和生化检查，对有明显贫血、骨髓抑制情况的患者最好暂缓治疗。

有创性口腔（牙科）治疗后恢复药物使用的时间取决于软组织愈合的状态，一般的牙龈软组织愈合需要3～4周。应用双膦酸盐药物的患者在有创性口腔（牙科）治疗后4～6周，且口腔黏膜完全愈合后，方可开始重新用药。

对于非肿瘤疾病患者如果应用的是地舒单抗，则不必停药，这类药物给药频率通常是每半年1次，而有创性口腔（牙科）治疗最好在地舒单抗用药后4周，和再次用药前6周之间的窗口期内进行。

（郭玉兴）

## 第三节 · 翻瓣联合骨管技术拔牙方案预防药物相关性颌骨坏死的临床应用

目前临床上对于MRONJ的预防手段没有形成统一意见，化疗用药前在口腔科检查并积极处理牙齿疾病可以明显减少MRONJ的发生。许多学者发现拔牙（牙槽创伤）是引起MRONJ的最常见危险因素之一，在发生MRONJ的患者中58%～86%有拔牙经历。而对于有拔牙指征（如严重的牙周炎和根尖周炎）患者而言，长期慢性炎症状态可经牙周袋或根管途径引起牙槽骨周围炎症，甚至引起MRONJ。最近研究表明，部分患者在牙齿拔除时在拔牙窝周围已经出现死骨。目前临床亟须建立一种针对应用抗骨吸收和（或）抗血管生成药物患者的拔牙方案，尽早终止此类患者患牙周围炎症状态，以避免患者出现MRONJ。在我们前期临床工作中分析了药物相关性颌骨坏死的病理特征，并根据这种病理特征设计了改良拔牙方案，即翻瓣联合骨管技术拔牙方案，将在下文中进行详细介绍。

### 一、药物相关性颌骨坏死病理特征分析与骨管技术的临床应用

在回顾2014—2016年间采用传统颌骨刮治手术治疗MRONJ的18例患者资料时，我们发现有14例在术后3个月内发生了再次颌骨暴露或感染加重。为了进一步明确这种疾病的病理发展与手术治疗效果规律，我们回顾了同期采用颌骨区段截骨的5例患者病理资料。由于颌骨区段截骨范围可以充分切除坏死骨，达到正常骨边界，因此这种病理切片有利于观察MRONJ的疾病的全貌。经过观察，MRONJ疾病的病理状态可以分为炎症区域（inflammation region, IR）、硬化区域（sclerosis region, SR）、骨反应层（bone reaction layer, BRL）和正常骨（normal bone, NB）（图10-3A～D）。

接下来我们进一步分析了以上18例患者的病理资料，并按照观察到的病理特点从浅到深分为Ⅰ型（IR）、Ⅱ型（IR+SR）和Ⅲ型（IR+SR+BRL+NB）三种类型。按照MRONJ分期分别判断刮治类型，发现MRONJ为Ⅰ期和Ⅱ期时，主要手术类型为Ⅰ型和Ⅱ型，而当MRONJ为Ⅲ期时，仍以Ⅱ型深度为主，仅有少部分病例手术治疗深度达到了正常骨范围（图10-3E）。我们同时还分析了MRONJ复发和痊愈与刮治深度的关系，发现复发的患者中，手术治疗深度类型主要为Ⅰ型和Ⅱ型。这提示手术深度较浅时，由于残留了硬化区，疾病容易复发。手术医生在进行MRONJ手术时未能达到正常骨范围的原因，可能是担心刮治手术过深容易造成颌骨骨折。

传统颌骨刮治术效果不佳，外科医生容易对这类患者的治疗失去信心。颌骨区段截骨手术虽然愈合较好，但创伤大，患者接受意愿不强。我

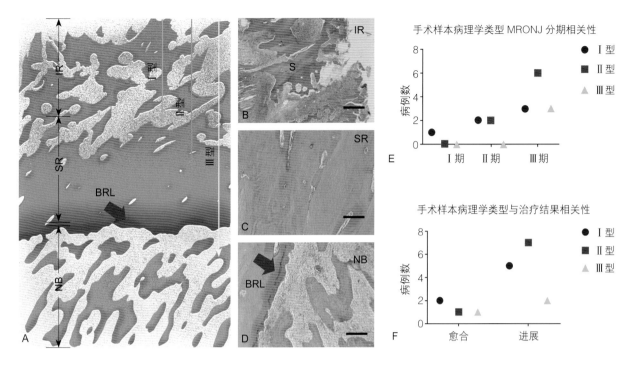

**图10-3** 传统颌骨刮治术治疗 MRONJ 疾病的病理特征。A～D. MRONJ 常见的病理表现。E. 分析显示外科医生利用传统刮治术在 MRONJ 早期刮治较浅。F. 较浅的颌骨刮治因硬化层未去除，容易复发

们参考了种植类手术在植骨时常在植骨床制备"骨管"，以增加血运，从而增加骨块移植成功率的做法。我们改良手术方式如图 10-4 示意，在完成常规颌骨刮治的基础上，采用手术裂钻进行骨创面的"骨管制备"，以期改善硬化层血运（图 10-4D）。在回顾分析同期进行的改良颌骨刮治方法（骨管法）治疗 MRONJ 的病例资料中，我们发现这种方法较传统颌骨刮治手术和颌骨区段截骨手术这两种方法而言有明显优势，相关结果在《国际口腔颌面外科杂志》发表。

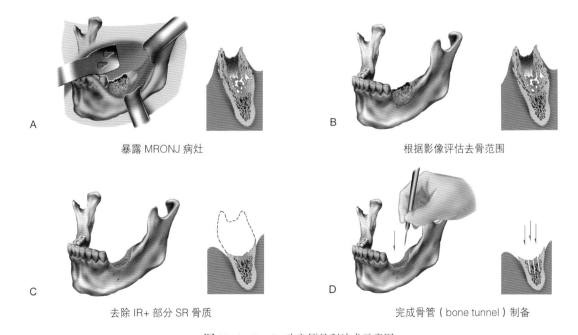

A 暴露 MRONJ 病灶

B 根据影像评估去骨范围

C 去除 IR+ 部分 SR 骨质

D 完成骨管（bone tunnel）制备

**图10-4** A～D. 改良颌骨刮治术示意图

## 二、翻瓣联合骨管技术拔牙方案预防药物相关性颌骨坏死的临床应用

在上述研究的基础上，我们设计了一种翻瓣联合骨管技术拔牙方案，在2016—2020年对18例具有MRONJ潜在风险的患者进行拔牙操作，初步临床应用效果理想。

### （一）拔牙操作流程

#### 1. 术前牙周洁治

明确患者有拔牙指征后，在进行拔牙治疗前完成牙周洁治，并进行口腔卫生宣教，规范刷牙习惯和次数，每日应用漱口水1次。

#### 2. 预防应用抗生素

拔牙前1天，开始应用抗生素，术后再继续应用2～3天，共3～4天。

#### 3. 拔牙操作

根据牙位选择阻滞或局部浸润麻醉；仔细分离牙龈；采用拔牙钳或牙挺，或涡轮钻进行拔牙，彻底搔刮拔牙窝；拔牙后于近、远中牙龈乳头处进行梯形或角型翻瓣，于骨膜下翻瓣；以涡轮钻去除牙根对应炎症病灶部分骨质，至骨质颜色、质地接近正常，同时利用细裂钻在拔牙创周围骨质骨管制备，骨管密度为间隔1mm，骨管深度约2～3mm；推进黏骨膜瓣完全封闭，如果不能完全封闭，则采用降低牙槽嵴高度或骨膜松解方法进行减张；采用4-0可吸收缝线（vicryl）间断缝合伤口。

#### 4. 术后护理

每天3次漱口液含漱，持续2周；温凉半流食2天，之后改为普食；2周后拆线。按照随访计划进行随访。

### （二）病例展示

患者，女性，下前牙松动3年余。临床检查32、42松动Ⅲ°，X线示牙槽骨吸收至根尖1/3。患者2000年患乳腺癌，2011年发现骨转移；2011.12—2018.7连续应用博宁（约54次）。同时2013年发现糖尿病。拔牙过程：采用局部浸润麻醉，分离牙龈，拔除患牙，沿近、远中牙龈乳头做龈沟内切口，翻黏骨膜瓣，仔细去除拔牙窝内肉芽组织，以细裂钻进行"骨管"制备，严密关闭伤口。术后1周、2周及4周和3个月随访，伤口完全愈合（图10-5）。

### （三）翻瓣联合骨管技术拔牙方案特点分析

在分析MRONJ病理特征时发现，传统颌骨刮治手术失败的主要原因是手术区残留"乏血运"硬化层，导致颌骨创面血运不佳阻碍创面愈合。我们受种植手术植骨过程中在植骨床"打孔"操作以增加骨创血运的思路启发，构思了以骨管技术（cortical perforation）为基础的改良颌骨刮治手术方案，其临床应用效果明显好于传统颌骨刮治技术。因此，在前期工作基础上我们针对具有MRONJ潜在风险的待拔牙患者，设计了翻瓣联合骨管技术拔牙方案。

此方案有如下特点：

（1）黏骨膜翻瓣后，利于在清晰视野下彻底搔刮牙槽窝，可充分去除炎症组织。

（2）"骨管"制备后，牙槽窝与牙槽骨骨髓腔经"骨管"沟通，利于血运、营养物质及细胞的补给。

（3）翻瓣后容易实现拔牙创的无张力严密封闭，为牙槽窝愈合提供稳定环境。

有研究表明，在MRONJ形成过程中，牙龈上皮愈合障碍是重要原因。2017年日本学者针对低剂量双膦酸盐患者拔牙后出现MRONJ的情况进行调查，发现微创拔牙组患者出现MRONJ比例远高于翻瓣拔牙组患者。这提示采用牙龈翻瓣封闭拔牙创可能有利于拔牙创愈合。早在2010年，Lody提出预防性、超长时间应用抗生素（术前、术后3周）和采用黏骨膜瓣严密关闭创口是拔牙创愈合的关键。还有学者对于拔牙创口封闭的两种不同封闭方式进行了分析，一种是骨膜下制备黏骨膜瓣，另一种是骨膜表面制备黏膜瓣，最后总结发现骨膜下黏骨膜瓣的手术方式进行拔牙创缝合效果会更理想。其主要原因是：① 可提

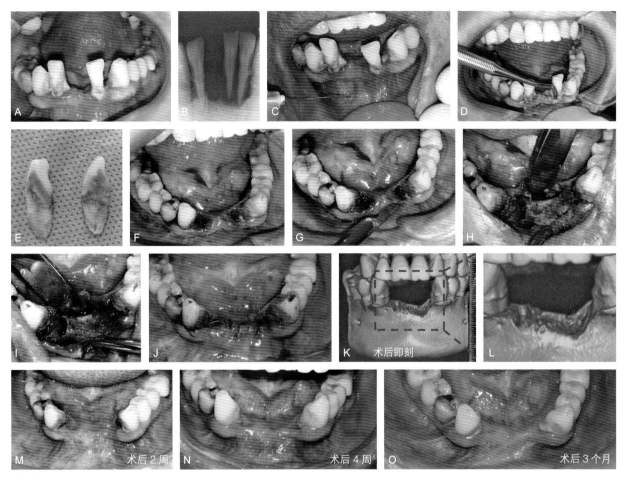

图 10-5　A～O. 采用改良翻瓣联合骨管技术治疗静脉用双膦酸盐患者拔牙中的应用

供更好牙槽骨视野。② 同时，双层黏骨膜瓣比黏膜瓣更坚韧结实。③ 如果患牙是阻生齿，可根据手术需要去除骨质、扩大视野。

我们报道的 18 例患者均采用翻瓣联合骨管技术拔牙方案，绝大多数患者拔牙创（30/31）愈合理想。其中 1 例患者右侧下颌第三磨牙在术后 1 个月时出现颌骨暴露，且 2 个月内未愈合，最终形成 MRONJ。分析颌骨暴露原因为局麻下操作，下颌骨舌侧视野不佳，舌侧牙槽骨边缘不够圆钝，黏骨膜减张不充分以致拔牙创未能严密封闭。因此，避免牙槽骨锐利边缘和严密关闭伤口是此类患者拔牙过程中需要注意的一点。最近一项研究表明，在有拔牙指征的 MRONJ 潜在风险患者中，多数患者（28/40）在拔牙时拔牙创周围已经存在死骨。这进一步印证了采用翻瓣联合骨管技术处理牙槽窝（即进行类似小范围颌骨刮治术）预防MRONJ 的理论基础。

近年来，受益于 MRONJ 的研究进展，规范处理局部风险因素（如牙周炎、牙髓炎、根尖周炎和种植体周围炎等炎症性疾病）可实现预防MRONJ 的目的。预防性牙齿治疗的最终目标即消除口腔局部风险因素，保持口腔健康，并益于原发疾病的治疗。

（郭玉兴）

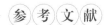

［1］郭玉兴，王佃灿，安金刚，等 . 二膦酸盐颌骨骨髓炎 24 例临床特点分析［J］. 中华口腔医学杂志，2014，49（9）：517-520.

［2］郭玉兴，王佃灿，刘筱菁，等 . 翻瓣联合骨管技术拔牙方案在药物相关性颌骨坏死潜在风险患者中的应用初探［J］. 中华口腔医

学杂志，2021，56（5）：452-457.

［3］ 郭玉兴，张建运，王佃灿，等.药物相关颌骨骨坏死的病理特点及临床治疗策略［J/OL］.北京大学学报（医学版）：1-12.

［4］ Di Fede O, Panzarella V, Mauceri R, et al. The dental management of patients at risk of medication-related osteonecrosis of the jaw: new paradigm of primary prevention［J］. Biomed Res Int, 2018, 2018: 2684924.

［5］ Guo Y, Guo C. Enhancement of bone perfusion through cortical perforations to improve healing of medication-related osteonecrosis of the jaw: a retrospective study［J］. Int J Oral Maxillofac Surg, 2021, 50(6): 740-745.

［6］ Lodi G, Sardella A, Salis A, et al. Tooth extraction in patients taking intravenous bisphosphonates: a preventive protocol and case series［J］. J Oral Maxillofac Surg, 2010, 68(1): 107-110.

［7］ Owosho A A, Liang S, Sax A Z, et al. Medication-related osteonecrosis of the jaw: an update on the memorial sloan kettering cancer center experience and the role of premedication dental evaluation in prevention［J］. Oral Surg Oral Med Oral Pathol Oral Radiol, 2018, 125(5): 440-445.

［8］ Scoletta M, Arata V, Arduino P G, et al. Tooth extractions in intravenous bisphosphonate-treated patients: a refined protocol［J］. J Oral Maxillofac Surg, 2013, 71(6): 994-999.

［9］ Scoletta M, Arduino P G, Pol R, et al. Initial experience on the outcome of teeth extractions in intravenous bisphosphonate-treated patients: a cautionary report［J］. J Oral Maxillofac Surg, 2011, 69(2): 456-462.

# 附 录
# 临床常用营养风险筛查工具

## 附录 1 · 营养风险筛查 2002
( nutrition risk screening 2002, NRS 2002 )

| 项 目 | 内 容 | 分 值 |
|---|---|---|
| 疾病严重程度<br>（选取其中最高分） | 无下列疾病 | 0 分 |
| | 髋关节骨折，慢性疾病合并急性并发症，包括肝硬化、COPD、血液透析、糖尿病、一般肿瘤患者 | 1 分 |
| | 腹部大手术，卒中，重度肺炎，血液恶性肿瘤 | 2 分 |
| | 颅脑损伤，骨髓移植，ICU 患者且 APACHE > 10 分 | 3 分 |
| 营养状态受损评分<br>（选取其中最高分） | 正常营养状态，或食物摄入（均指 1 周内）与正常需要量基本一致 | 0 分 |
| | 3 个月内体重丢失 > 5%，或食物摄入比正常需要量低 25%~50% | 1 分 |
| | 2 个月内体重丢失 > 5%，或食物摄入比正常需要量低 50%~75% | 2 分 |
| | 1 个月内体重丢失 > 5%，或食物摄入比正常需要量低 75%~100%；或 3 个月内体重丢失 > 15%；或 BMI < 18.5 kg/m²，且一般情况差 | 3 分 |
| 年龄 | ≥ 70 岁者 | 1 分 |

## 附录 2 · 营养不良通用筛查工具
( malnutrition universal screening tool, MUST )

| 评定内容 | 评分方式 | 得分 |
|---|---|---|
| BMI 测定 | 0=BMI ≥ 20.0;<br>1=18.5 < BMI < 20.0;<br>2=BMI ≤ 18.5 | |
| 最近体重丢失情况 | 0= 最近 3~6 个月内体重丢失在 5% 或以内;<br>1= 最近 3~6 个月内体重丢失为 5%~10%;<br>2= 最近 3~6 个月内体重丢失在 10% 或以上 | |
| 疾病导致进食或摄入<br>不足超过 5 天 | 0= 否;<br>2= 是 | |

# 附录 3 · 微型营养评定
## （mini-nutritional assessment, MNA）

| 评价项目 | 评分方式 | 得分 |
|---|---|---|
| **人体测量** | | |
| 体重指数（kg/m²） | 0=BMI ＜ 19；1=BMI 19～21；2=BMI 21～23；3=BMI ≥ 23 | |
| 上臂肌围（cm） | 0.0=MAC ＜ 21；0.5=MAC 21～22；1.0=MAC ＞ 22 | |
| 小腿周径（cm） | 0=CC ＜ 31；1=CC ≥ 31 | |
| 近 3 个月来体重减少 | 0= 体重减少＞ 3 kg；1= 不知道；2= 体重减 1～3 kg；3= 体重无减少 | |
| **整体评价** | | |
| 生活自理 | 0= 否；1= 是 | |
| 每天服用 3 种以上处方药 | 0= 是；1= 否 | |
| 近 3 个月来心理疾患或急性疾病 | 0= 是；1= 否 | |
| 活动能力 | 0= 卧床或坐椅子；1= 能离床或离椅子但不能出门；2= 能出门 | |
| 神经心理问题 | 0= 严重痴呆或抑郁；1= 轻度痴呆；2= 无心理问题 | |
| 皮肤溃疡 | 0= 是；1= 否 | |
| **饮食评价** | | |
| 每天几餐 | 0=1 餐；1=2 餐；2=3 餐 | |
| 蛋白质摄入的指标（是否每天至少一次摄入牛奶、奶酪或酸奶？是否每周 2 次或以上摄入豆类或蛋类食品？是否每天摄入肉、鱼、活禽类？） | 0.0=0～1 个是；0.5=2 个是；1.0=3 个是 | |
| 每天 2 次或以上食用蔬菜或水果 | 0= 否；1= 是 | |
| 近 3 个月来是否因厌食、消化、咀嚼或吞咽困难致摄入减少 | 0= 严重食欲不振；1= 中度食欲不振；2= 轻度食欲不振 | |
| 每天饮水量（杯） | 0.0 ≤ 3 杯；0.5=3～5 杯；1.0 ≥ 5 杯 | |
| 进食情况 | 0= 进食需要别人帮助；1= 进食需要帮助但较困难；2= 进食困难 | |
| **自身评价** | | |
| 是否自认为有营养问题 | 0= 严重营养不良；1= 中度营养不良或不知道；2= 轻度营养不良 | |
| 与同龄人相比较自身的营养状况 | 0.0= 不好；0.5= 不知道；1.0= 一样好；2.0= 更好 | |